U0029865

接住受苦的心

台大精神科林信男醫師的靈性診療筆記

林信男 口述
王竹語 撰述

目錄 CONTENT

網路發達，人手一機。有訊息進來大家都會立刻察看；但是，身體的警訊來時，是否也會即時引起我們注意？

推薦序

真誠的人

王浩威
作家、精神科醫師

林信男教授這一本《接住受苦的心》，是我期待許久的一本書。多年以前，在他退休以後，身為學生的我看見他偶爾發表的短文，就主動向老師提起應該要往這個方向寫一本書。

我自己是一九八七年進入台大醫院精神科擔任住院醫師的。這一切都十分的幸運：不只是自己學生時代忙於課外活動而畢業成績只屬中等，竟然能夠進入到台灣精神醫學的殿堂學習；也包括當時台大精神科的老師陣容可以說是史上最完整而堅強的，也因而為我們排出相當有系統而完整的培訓計畫；更重要的是，每位老師的學問都相當堅厚，而其中幾位老師的人格更是令人敬佩，即便後來這數十年我自己人生路上也幾乎很難再遇見的。

在我心目中，林信男教授可以說是最值得終生認同的其中一位，雖然到了今天，我們的師生關係從來都不算是親密的。

當年在住院醫師的訓練時，林教授負責的是他所專長的精神藥理學。直到現在，我還有兩件印象相當深刻的事。當時上課時，林教授對所有這些精神醫學藥物對病人帶來的副作用，特別重視。他說，你們不要只看教科書上有關副作用的幾行文字就以為了解了，如果可能，就應該像他年輕的時候一樣，有空的時候不妨自己吃一顆看看那個感覺是如何。

在一個沒有值班的週末，我試圖吃了氯丙嗪（Chlorpromazine）。這是最早發明（一九五〇年代）的抗精神病藥物，當時臨床上還是主要的用藥之一。而且，那天我才吃了四分之一顆，整個人從星期六晚上一直到星期一早上上班，都還是昏昏沉沉的。從此，每當看到教科書上描述的那些副作用，所有的體會都不再是只有文字的了。

另外一件事，是當時每個禮拜舉辦的臨床藥物個案討論會。當時的台大精神科（現在好像沒有了），剛剛擔任住院醫師的我們就必須開始看臨時來掛號的複診病人。通常這些病人是錯過原來掛號時間，只要補藥和安排回原來主治醫師的診就好了；少數是中斷一段時間而臨時來掛號的個案。這樣的案例，在那個還沒有電腦的時代，送來的往往是厚厚一大疊病歷。什麼都不熟悉的我們這些新手，雖然很努力要了解這漫長病史裡面的來龍去脈，最後也只能霧煞煞的寫上ditto，一個源自義大利文「上次」意思的外語，也就是這次開的處方跟上次一樣，即便所謂的「上次」已經是許多年以前。

林教授所主持的臨床藥物個案討論會，就是提供我們這些新手學會去思考，如何去看待這些陳年累積而種類驚人的處方。如果你是當天負責個案討論的，所有的師兄師姐們都會很緊張的來看看究竟你挑的是哪一位病人的病歷。如果這些年來這位病人並沒有來過他們的門診，每一個師兄師姐都會鬆一口氣；但如果是自己門診看過的個案，這個討論會就會讓他十分緊張。因為在討論的過程，林教授會根據病歷紀錄，詢問當年擔任過門診治療的醫師，為什麼在某一個時刻加上這個那個藥呢？

對林教授而言，醫生的責任並不是只因為有新的症狀或問題，就所謂對症下藥一般地再加上一種藥；而是要去思考過去的這許多種藥物，究竟是什麼原因現在卻沒有效了？病人症狀的復發，除了不一定按時吃藥，也可能就是因為醫生給的藥太多，而有了藥效相互抵銷的現象或是增加更多副作用的痛苦。

然而，有這樣的犯錯情況下，林教授從來不指責任何一位說不清楚為什麼加藥的住院醫師，從來不讓學生當場出糗；他相當有邏輯且誠摯的詢問，反而比那些會暴怒的老師還更讓我們緊張和自慚。他只是以安靜的聲音、穩定的語氣，還有最基本的看病原則來回應，完全忽略學生們很容易就出現的、或是示弱或是撒嬌或是裝可憐的這些不自覺的非理性反應。這樣，反而讓年輕住院醫師安靜下來，不得不開始誠實的反省。這樣的影響，到了日後看診的時候，面對病人自然也就有了始終保持戰戰兢兢的謹慎態度了。

在我們擔任住院醫師的期間，林教授一度到成功大學擔任醫院副院長，卻因為視網膜剝離又離職回到台大醫院。而這一切心路歷程的複雜，是任何同事都可以猜想的，但恐怕沒有人聽到他說起，至少我自己就沒聽到他提起。這件事一直到在閱讀這本書時，才看到他對當時過程的坦然談論，雖然也只是輕描淡寫的文字。

林教授對病人的苦難是這麼重視，對自己所遭遇的卻總是靜靜地承受。在我們還是住院醫師的時候，正是台灣黨外運動風起雲湧的階段。私底下，我們這些小醫師知道林教授的親弟弟也是美麗島事件的受難人，但從來沒聽過他談及這件事，更別說任何類似控訴之類的憤怒呈現。身為旁觀者，覺得他對於已經發生的一切，似乎永遠都是選擇承受，而不是對已經不可改變的一切還想要挽回；然而，對於未來正迎向當下的事情，也就是眼前的一切，他始終堅持著對公平與正義的追求。

那時候的街頭，經常有很多相當危險的示威運動。台大精神科與我前後期的住院醫師當中，劉絮愷醫師和我大概是最積極參加的了。台北的政治示威大部分都是在行政院和總統府附近，兩者都是離台大醫院不到一兩百公尺的地方，所以我們兩人只要上班時間有空檔，就會仗著身上有醫院呼叫器而趁機跑去參加。而每一次當我們到達遊行隊伍、加入了醫療人員行列（當時是會按照不同的組織來分配隊伍）的時候，幾乎每次都會看到林教授早已經在那裡靜靜參加了。然而平常在精神科裡，我們卻從來沒有感受到他試著要對我們有任何的影響，更不會讓不同政治立場的同仁感受到可能的尷尬。

林教授的自律，甚至是包括他童年那一段家庭極其辛苦的遭遇，我一直很感興趣。因為我自己從年輕以來對台灣史就相當有興趣，知道林教授的父親就是台灣佛教史研究權威江燦騰教授經常提及的林德林大師，日據末期到光復初期台灣曹洞宗的主要領導人。從他的名字（信男）也可以知道，他的家庭與佛教有著深厚的淵源。

然而，自始至終，他所有的兄弟姐妹卻都是虔誠的基督教長老教會的信徒。一直到了一九九五年他重新回到台大精神科擔任主治醫師以後，在幾次的聊天過程，我主動問起江教授文章裡面提及的故事，他才透露了一些自己的家庭背景，說：

「也不知道我爸爸，為什麼年紀那麼大了，才想到要結婚。結果生了我們這些小孩，卻也因為身體不好而去世了。」

後來我從其它的文獻才了解，林德林大師是從台灣傳統齋教龍華派轉信日本曹洞宗的。在日據時代當時，台灣佛教界在林德林大師的眼中顯然是需要改進的，他的轉宗是想要藉由日本曹洞宗來對台灣佛教界進行改革，因此才會在四十二歲的時候（昭和七年／一九三二年）以公開的方式，與林信男教授的母親張月女士，在他創立的台中佛教會館刻意盛大地辦理佛化婚禮。也許這就是林教授年輕喪父之不幸的開始。

自從林信男教授退休以後，他重新回到神學院進修，也因為精神醫學教授的身分，在神學院裡有相關的教學。我自己對基督教義的涉獵其實是相當粗淺的，但對宗教性（religiosity）的存在一直都心懷敬畏。近十來年，因為對榮格心理學的投入，為了閱讀榮格學派的文獻而開始接觸到相關的基督教義經典，終究還是在皮毛的階段。只是這一次在閱讀《接住受苦的心》時，從林教授行文之間所適時引用的經文，在前後文當中進行閱讀時，經常感受到許多的悸動，甚至是許多隱約的領悟和想法。

我不曉得在基督教義裡，怎麼形容這一切深刻分享背後所蘊藏的修為。如果按照榮格心理學的說法，林教授這些年來個體化（Individuation）的程度是越來越高了。或是按照我們傳統文化裡的說法，林教授這些年修身養性的層次，是到了越來越令人敬佩的狀態。

在這世界裡，每天都有很多作品出版，有些作品也許文學性很強、故事性很迷人，或創造力很高，但是對我來說，可以從中反映出一個人的個體化或修為或信仰層次的作品，反而特別罕見。在這裡，我很榮幸的說：這是我相當感動的一部作品！當然，我更想驕傲的說：這本書的作者是我的老師！

推薦序

心靈軟弱者有福了

王仁邦
伯特利身心診所院長
台灣精神醫學會理事長

謝謝林信男教授與啟示出版社的邀約，讓我有這榮幸為林教授的這本大作撰寫推薦序。雖然自己並未直接受教於林教授，但在二〇〇〇年於台大照會訓練的期間，就知道林教授是台大精神科的「宗教家」，身為基督徒與精神科醫師的他在精神醫療的場域裡置入了以宗教為基礎的靈性關顧，帶給許多不同宗教背景的病患在心靈上的幫助。在仔細閱讀完這本「靈性診療筆記」後，更印證了過去對他的印象，所以要把這本書推薦給大家。

就聖經的啟示，人是按照上帝祂自己的形象所造，所以在加爾文所著《基督教基本要義》的第一章中就提到「唯有認識上帝才能夠認識人，唯有認識人才能夠認識上帝」，認識人與認識上帝是相輔相成的。在一神信仰的基督教背景下，人類不僅可以從神學來認識被造的人，擁有管理大自然能力的人類也可以從科學來認識人。人類具有使我們迥異於萬物的心靈世界，而心理學與精神醫學就是在研究人類心靈的科學，林教授的這本大作結合了神學、心理學與精神醫學來引導讀者認識包括自己的人，以協助旁人「脫出心靈的困境」。

林教授身為一位資深的精神科醫師，他以自己多年來在臨床、教學與信仰的豐富經驗為基礎，深入淺出地介紹了各種常見的精神困擾。迥異於其他坊間相關的書籍，林教授以身體、心理、社會與靈性的角度來切入人類的心靈世界。他利用了大量的臨床案例、他自己和別人的生命故事來作反思，不僅說明了這些常見精神狀況的現象，也探討了它們的成因與治療的方式。林教授把宗教信仰的概念放入了心理治療的內容中，形成了這本書「靈性關顧」的基礎，教人以正面積極的態度去面對心靈的疾病與生命的苦難，化苦難為祝福。

在精神醫療的臨床工作中，精神科醫師與病患一起面對的不僅是生活對心靈的困擾，個案所帶來診間的也常常是生命的問題，尤其是人類無法解釋的苦難問題。三千年前，所羅門王與上帝求最大的智慧與財富，他以這些恩賜徹底洞察了人生，所羅門王在聖經的〈傳道書〉中說道，人生的凡事都是虛空，好人反而有壞報，壞人反而有好報。面對如此的人生，出生即墜胎而死的嬰兒，反倒比那活許多歲數且有許多兒子的人來得好。

面對這些「無語問上帝」的苦難，所羅門王提出了兩點結論，第一是活在當下，快活度日，去做你手上所當作的事情；第二是敬畏上帝所賜的生命。我很欣賞林教授對於苦難的詮釋，也呼應了上述所羅門王的智慧之言。林教授鼓勵病患能夠活在當下，處理對於過去事件的懊悔，也放下想掌控人生的態度，以面對未來的不確定性。對於遇到因為喪失親人而哀痛的家屬，他教導讀者要去陪伴他們，以同理心與他們一起哀傷、一同哭泣，並與他們在基督復活的基督信仰中，存著未來身心靈完全更新的盼望。

這本書很適合曾經或正在經歷創傷事件與心靈風暴的人來閱讀，透過專業的醫療與助人者的正確認識，病患可以接受整合性的治療，包括藥物治療、心理治療與靈性治療，我們也可以陪伴他們度過心靈世界的死蔭幽谷。對於人生無解的苦難，我們更有上帝的陪伴。因為具有三位一體的上帝已經賜下肉身的耶穌親自經歷了人類在罪與死亡上的痛苦，祂也賜下聖靈來啟示我們、陪伴我們、安慰我們。對於人類生命中的苦難，上帝更在聖經的〈啟示錄〉中應許，在未來的新天新地中，上帝要與我們同住，我們要作祂的子民。上帝要擦去我們一切的眼淚，不再有死亡，也不再有悲哀、哭號、疼痛，因為以前的事都過去了。

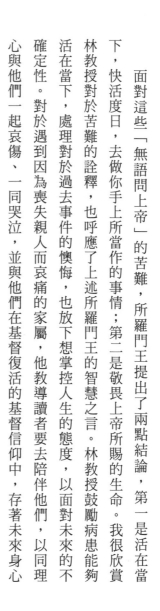

推薦序

精神疾病的身心社靈照顧

宋維村
退休兒童精神科醫師

聯合國世界衛生組織（WHO）於一九四八年對健康定義為「一個人的身體、心理、社會（以下簡稱身心社）的完全健康狀態」。一九八〇年代許多人在推展全人醫療照顧，全人是什麼？歐美有許多人倡導，人除了身心社還有靈性，全人包括一個人的身心社靈，因此一九八三年WHO提議修改健康的定義為「一個人身心社靈的完全健康狀態」，成立小組研修健康的定義。

但是，此項提議到二〇二三年都沒有修改完成，主要是因為專家無法對靈性的定義達成共識。大部分宗教信仰者接受靈性和物質對立的二元論，但很多社會人士卻認為物質和靈性是分不開的一元論，或是精神、形意、魂魄、氣、心、智、靈、自然等多元論。雖然WHO的健康定義沒有修改，但是全人醫療照顧，特別是安寧療護，都包含靈性療護是確定的。

精神疾病也是在一九八〇年代開始討論如何將靈性照顧融入原來的身心社醫療照

顧模式中，它的發展雖然沒有安寧療護那麼迅速完整和全面性的推展，但是也有一些將靈性照顧整合成為身心社靈的精神醫療照顧模式，林教授在本書第七章，有關恐慌症的照顧，就有很清楚的介紹。林教授在本書描述不同精神疾病的許多個案，都示範這個身心社靈整合的診斷、治療和長期復健模式，不只幫助病人使用，也可以給精神醫療團隊學習將靈性照顧運用於日常診療工作中。這是本書的最大特色。

根據疾病的常見誘因和疾病的影響，及每個病人背景和環境的特色，林教授使用不同的靈性療顧的內容，譬如「更多耐心和包容」、「將破碎轉化為救贖和祝福」、「饒恕／寬恕」、「不追求完美」、「忘記背後的事、全力追求前面的事」、「布尼爾祈禱文」、「苦難是成長的禮物」、「信仰不是使人免於苦難、而是使人勝過苦難」、「替某件事祈禱、賦予失眠正面的意義」。在討論這些內容時，林教授以他深厚的神學訓練和修養，引用基督教聖經經文，帶領讀者／病友將聖經和精神疾病的醫療結合，把靈性治療生活化，使身心社靈醫療不是口號，而是確實可行的醫療模式。

林教授很清楚地指出：精神疾病是腦的疾病；精神疾病有時不能痊癒甚至逐漸退化。陪伴是最需要的，但陪伴不是說教、指正、替代病人做全部的事；陪伴要有陪伴的技巧，陪伴者要學習了解病人的特質和病情，配合身心社靈的醫療復健，扮演陪伴的角色。

這是一本很特別的好書，對一般人，對精神疾病有興趣的人，對想認識靈性醫療的人，都是值得看的好書，特別推薦給大家！

推薦序

創造台灣精神醫療的新境界

胡海國
國立台灣大學醫學院名譽教授
財團法人精神健康基金會董事長

講到精神或心靈，大部分的人可能感受到好像走入一片見樹不見林的迷途，失去了方向，繞來繞去就是走不出來，硬生生卡在「精神是什麼？心靈在何方？」的迷惑中。

一般人會有如此感受，跳脫不出那神祕的迷霧。對那些真正承受精神困擾的人，不只生命背負著嚴重負擔，在迷失於「精神是什麼？心靈在何方？」的情境下，當真會不知所措，好像斷了線的風箏，隨風飄浮，不知生命會往哪裡下墜！

我們一般大眾會迷失於「精神是什麼」，主要是因為大家忽略了、盲目於我們每天生活裡，無時無刻都脫離不了我們日常生活的「精神功能」，它包含了情緒、認知、行為與生命驅力（如睡眠、食慾、自律神經系統等功能）。我們一般大眾當然也不知道所謂「精神表現的功能」是源自於我們「大腦」器官的生理功能，正如消化功能是源自於腸胃器官的生理功能。

腦是人生的工具，藉腦的精神功能使一個人和生活環境的人事物產生適應性的連結，有效學習調適生活環境的應對進退之心理功能，進而累積經驗，開創一個人獨特、有信心的自我功能，造就一個有貢獻性、有意義性、有自主性的一個人。基於腦結構的可塑性，從小到大，每一個人的人生經驗都建構在腦內神經細胞連結的多元迴路裡，進而迸發出一個人正向的精神發展，永續展露健壯精神功能，順利應對人生多重挑戰而韌性十足，保有平安，堆疊生命的幸福感。

然而，腦是一個生理性器官，正如腸胃、心肺的身體器官，有種種的脆弱性，再加上由小而大成長過程中所承受的種種生活困境或心理創傷，會導致腦結構及其精神功能的傷害，不知不覺中逐步促動精神的負向發展，消磨腦力與精神韌性，應對生活環境的腦工具失靈，造就精神困擾（或疾病）的發生。

最可惜的是，一般人不了解精神困擾（或疾病）的來龍去脈，在茫然中，不只不知道如何及早調整腦力、調適生活環境的要求，及時接受必要、有效的精神藥物治療，却又直覺的解讀為鬼神作祟、運途招忌、風水不佳；或者普遍地倒果為因，且簡易解釋為人際關係不良、單純工作壓力，或簡化的親子關係或親密關係的困難。因而失去早期發現、早期治療的契機，更在無效的求助歷程中，忍受無助、擔心、害怕、無望、不知所措的折磨，腦—精神功能一天天折損，病情更嚴重，每天該做的事情做不來，所期待的成就越來越渺茫。面對人生本來就俱有的超越性心靈功能磨損殆盡，人生真也黯淡。

這本書是資深精神科醫師——林信男教授妙筆闡述行醫經驗的傑作。流暢行文中，梳理上述精神疾病病理的脈絡與效果卓著的醫療過程。林教授也是神學造詣深厚的基督徒，他的神學體驗獨到而深入，有深厚、寬廣的比較宗教學的素養與見地，使他在醫治各種宗教信仰背景的病人，悠遊自在，精鍊地施展他那獨到的、俱「醫學與心靈治療」的醫術。若說精神醫療是一種藝術，就本書所展露的精神醫療，可以說是一種「超越性的藝術」。

林教授行筆之間插入許多他自身平實人生所經歷的動人生命體驗，又以平易筆觸順暢援引聖經有趣或嚴肅的經典故事與話語於醫療的架構裡。這些素材正完整的補足傳統精神醫療裡「腦科學精神醫療—心理治療—社會文化醫療」的圖像，創造一股超越傳統的精神醫療風格，不落入俗套，創意十足，創造台灣精神醫療的新境界。

雖說本書來自林信男教授的靈性診療筆記，我更覺得這是一本深入淺出、趣味十足、妙筆精鍊，敘說著精神醫療裡曲曲折折、或苦或樂的九種精神疾病的生命故事。

文筆與精神醫療內容，無不引人入勝，是一本值得鄭重推薦的精神醫學參考書。它不只適合作為精神醫療團隊各種專業團隊成員的臨床醫療參考書，也適合一般大眾閱讀，是認識「精神、心靈、精神醫學、精神醫療」的優良入門書籍。

推薦序

換個角度看待身心疾病

施以諾
作家、輔大醫學院教授
臺北市醫學人文學會創會理事長

林信男教授是國內知名的權威級精神科醫師，他的這本《接住受苦的心》提到了許多身心疾病，包括憂鬱症、失智症、創傷後壓力症、焦慮症、強迫症、恐慌症……等，但特別的是，這本書幫助我們在看待「病人」時不要只看到「病」而不見「人」，舉了很多活生生的例子，幫助讀者從不同角度去看待疾病。

這世代有許多人對身心疾病患者存有偏見，覺得他們是軟弱、沒有信心、不夠剛強的一群人。而我在大學裡教授精神疾病職能治療的課程時，很常在學生臨床前跟學生們提：「千萬別覺得自己比憂鬱症等身心疾病患者高尚，今天之所以我們是治療師而他是病人，可能只是因為上帝沒有把加諸在他們身上的難題，加諸在我們身上。」

盼望本書中的許多案例與故事，幫助社會大眾更了解身心疾病議題。

推薦序

沙龍的恢復

蔡茂堂
埔里基督教醫院顧問牧師
台灣基督教天梯夢協會理事長

根據一九四八年四月七日世界衛生組織剛成立時對健康的定義，健康是身體、心理與社會完全安適的狀態，不僅是沒有疾病或虛弱。這個定義被稱為「健康三角」（Health Triangle），強調健康有三個面向：身體是第一面向；心理是第二面向；社會是第三面向。二〇一三年世界衛生組織提及健康的第四面向，就是靈性的安適。如此一來，健康的概念從平面的健康三角，發展為立體的健康角錐（Health Pyramid）了。

從聖經的角度來看，世界衛生組織對健康定義中的完全安適狀態，就是上主創造宇宙天地時，看著一切所造的都甚好（創1:31）。「一切都甚好」的希伯來文是שָׁלוֹם（shalom），希臘文翻譯為εἰρήνη（eirene）。這兩個字的涵義並不完全相同。eirene表達沒有敵意、戰爭、衝突、匱乏，中文可以翻譯成「平安」，shalom表達充滿美好、整全、和諧、豐盛，中文找不到合適的詞來表達希伯來文這麼豐富的涵

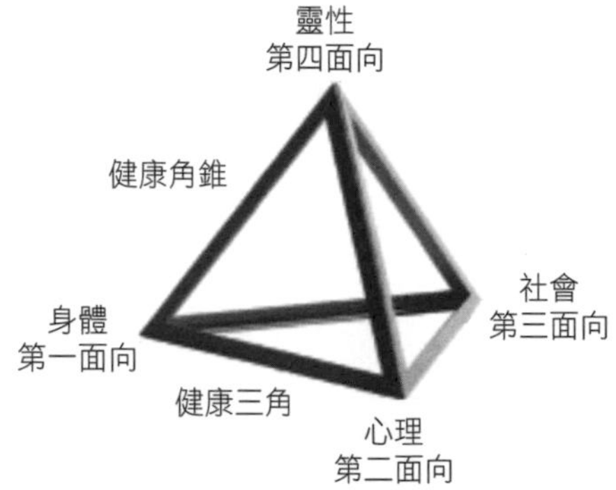

健康角錐（Health Pyramid）

義，或許直接使用音譯「沙龍」比較好。

根據〈創世記〉第一章與第二章的記載，上主創造宇宙天地時，亞當是人類的代表，得到上主的賜福（天），擁有上主的形像（我），有夏娃作為配偶陪伴幫助（人），上主交代亞當好好修理看守美好的伊甸園（物），當人類在天、人、物、我四種關係中，充滿美好、整全、和諧、豐盛時，就是完全安適狀態，也就是健康角椎的四個面向都充滿美好、整全、和諧、豐盛，這就是起初的沙龍。

當我們的身體、心理、社會、靈性四個面向失去完全安適，或是我們的天、人、物、我四個關係失去完全沙龍時，我們便會陷入疼痛苦楚中掙扎並尋求幫助。自有人類文明以來，為了幫助這些陷入疼痛苦楚而掙扎者，逐漸發

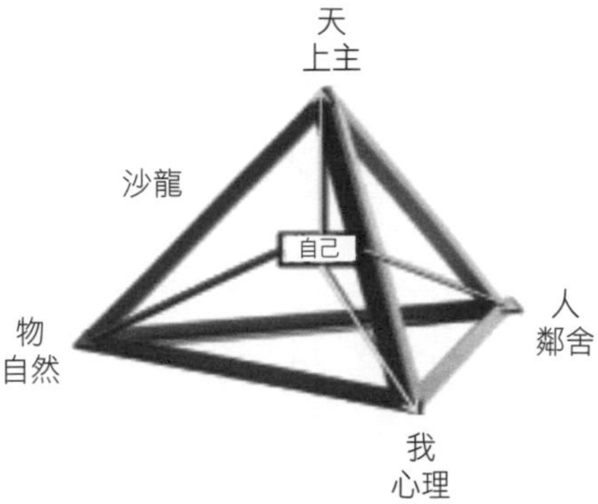

天、人、物、我的沙龍（Shalom）

展出專業助人者。早在兩百五十萬年前的舊石器時期（Paleolithic Age），薩滿（Shaman）便兼具了宗教通靈者（Psychic）與醫學醫治者（Healer）的雙重身分，既用占卜（Divination）診斷，也用頭顱鑽洞（Trepanning）驅惡魔來治療。

公元前三千年，美索不達米亞文明已經有通靈師負責診斷，驅魔師與醫療祭司分別採用宗教與醫學方法來治療。公元前兩千年，古埃及有祭司專司對女神賽克魅（Sekhmet）禱告求醫治，也會開處方減緩症狀。公元前四五〇至三〇〇年希臘羅馬時代，有阿斯克萊庇歐斯神廟（Asclepius），採用神廟睡覺（Incubatio）、清淨傾訴（Kartharsis）、神明託夢（Dream）、吸食鴉片（Opium）、外科手術（Surgery）來醫治。

醫療神家族已經有初步的分工：醫神Asclepius總負責，妻子Epione減輕疼痛，大女兒Hygeia保健預防，小女兒Panacea特效藥方，小兒子Telesphorus恢復健康。同時期也有現代醫學之父希波克拉底（Hippocrates）採用理性哲學的方法，望聞問切來下診斷，設法恢復四種體液（紅血、白痰、黑膽、黃膽）的平衡來治病。他也提出醫者行醫之前需要先許下倫理誓言。這時期宗教與醫學和諧共融、各自發展。

到了中古世紀（Medieval Age），第九世紀中東伊斯蘭文明有兩位醫師，拉齊（al-Razi）主張精神疾患與腦有關，設立精神病房溫和照顧患者；伊本西納（Ibn-Sina）認為躁症與鬱症非邪靈致病，情緒會導致身心疾患，建議用音樂療法。第十五世紀西方基督教文明，伯爾納定（Bernadine）講道譴責女巫交鬼，引起德國鄉下農民對女巫與鬼附的恐慌。教皇英諾森八世（Innocent VIII）頒布詔令授權獵捕女巫。道明會神父克拉馬（Kramer）與司佈倫格（Sprenger）出版《女巫之槌》（*Malleus Maleficarum*），酷刑審判女巫。

啟蒙時期（Enlightenment），公元一七九〇年法國精神科醫師皮內爾（Pinel）斷開精神病患者手拷腳鐐，給予人道治療。公元一九二七年奧地利精神分析家佛洛伊德（Freud）主張宗教信仰是精神官能症。公元一九六六年人類學家華勒斯

（Wallace）宣稱宗教信仰將被科學與世俗文化所取代。公元一九六七年社會學家盧克曼（Luckmann）相信宗教會從公共場域消失，逐漸轉成個人私下的信仰。但是一九七〇年代新紀元運動（New Age Movement）卻帶來許多新興宗教風起雲湧。公元二〇〇八年德國哲學家哈伯瑪斯（Habermas）提出「後世俗化社會」（Post-secular Society）的倡議。

二十世紀醫學發展往多元化與整全療法，宗教信仰發展也朝向多元化與靈性關顧。很高興林信男教授能夠把他個人一生宗教信仰心路歷程與五十三年精神醫學專業診療經驗，整合成為這一本靈性診療筆記。相信對於那些因為身體、心理、社會、靈性四個面向失去完全安適，或是天、人、物、我四個關係失去完全沙龍，陷入疼痛苦楚中掙扎並尋求幫助的個案與家人，本書都是很好的福音，可以幫助他們恢復起初的沙龍。

推薦序

有關精神治療最好的一本書

盧俊義
台灣基督長老教會牧師

在台灣精神科享有很好聲譽的林信男教授，其實也是在長老教會中備受尊崇的信仰典範。我很早就與他相識，因為他的弟弟林弘宣是我在台南神學院的同學，妹妹林晚生是我在教會公報社服務時的同工。我習慣稱呼林信男教授為「信男兄」，而他真的也像看待他自己的弟弟一樣看待我。

我到台北東門長老教會牧會時，有更多機會與他一起在教會服事，也經常會討論有關教會可能發展的事工。比較特別的，是有時我在教會遇到煩躁的事時，他很快就會到教會宿舍來看我，其實這就是他在這本書中所提到，對一個正在面對突發事件衝擊的親人，最好的方式就是陪伴。不用講什麼話，單是陪伴，就是最好的良藥。

信男兄不但具有精神科醫師、教授的深厚資歷，同時也受過完整的神學訓練，像他有這樣資歷的人在台灣社會還真是少數中的少數。也因為這樣，他寫的這本書就顯得非常特別，因為從這本書的內容中，正好顯示出一位資深精神科醫師談靈性診療這方面的事，這是一般精神醫學上甚少可讀到的。該書共計九章，他在每一章中都會用聖經的經文來回應他所提起的那種精神困擾。最珍貴的地方，是他引用經文真的是恰當至極。

信男兄的這本《接住受苦的心》，每一章的開始他都先舉案例來說明求診者的症狀，且給這些症狀一個比較容易明白的形容詞，例如：憂鬱症是「當身心的電力耗盡」、失智症是「需要更多的耐心與愛」、創傷後壓力症是「一再復燃的創痛」、強迫症是「想要完美錯了嗎？」、焦慮症是「越想越煩的惡性循環」、躁鬱症（雙向情緒障礙症）是「坐雲霄飛車的心」、恐慌症是「如果自律神經失去規律」、思覺失調症是「止不住的妄想」、失眠症是「只想要睡個好覺」。

最令人感佩的地方，是信男兄會用一般人可以理解的文句，將上述這些精神狀況說明得很清楚。不但這樣，他還將醫生會開的處方也描述出來，並且說明有些藥方可能會產生的反應。他也會說明上述症狀有哪些最新的醫學研究成果，這些都是平時就醫時，醫生因為有病人還在候診而不可能花時間來對病人或是家屬說明的，比較可能在課堂上講給醫學生聽的，但醫學生都有基本的醫學基礎，教授不可能會用這麼淺顯易懂的語句說明。

因此，看這本書，就有如聽一個精神科大師在講「醫普」（這是我給的名詞，因為講科學知識給一般人聽的，叫「科普」，我就借用這個名詞將之換個字），可見信男兄寫這本書的用心，是要幫助我們普羅大眾明白上述這些症狀的實況和可行的醫療方式。

舉個簡單的例子，他在第七章〈恐慌症〉這篇中，有提到：「原本正常的人，遭遇突發的、短暫的身體或精神壓力，例如自身（或至親）遭遇災難戰爭、暴力攻擊、強暴、意外等，對生命財產有重大威脅的、有傷害性的事件，會引發類似心理休克或恐慌反應，個體突然面對巨大災難時，最初會有短期間發作，對當時情境也可能出現局部或全部失憶（amnesia），症狀通常會在數小時或數天內消失。」

他先談症狀，接著談怎樣治療。而在治療上，和一般精神科醫師相同的，是會開出藥方，包括藥物治療、個人心理治療、團體心理治療等。但信男兄最特別的地方，就是會從基督教信仰的內涵來說明怎樣來學習心靈的治療。他提到一個重要的生命認知：「醫療科技是上帝賜給人類的恩賜。二千年前聖經寫作的時代，人類在醫藥科學方面的知識仍然屬於年幼時期，許多疾病的醫治要仰賴上帝的直接介入。二千年後的今天，這方面的知識已經成長許多，基督徒不應該再把人類能醫治的疾病再丟給上帝，這樣做是沒有盡好管家的責任，是停留在不長進的小孩階段。」

接著，他繼續這樣寫道：「當恐慌症發作，人性弱點會顯露出來，使人體會人的有限性，人的盡頭是上帝的起頭，但信仰能否成為人因應壓力的助力，仍要看平時是否有練習『以信仰對付壓力』，以及是否誤解信仰。」信仰是提供積極面對的力量，而不是逃避、把責任推給上帝。這說明了基督徒或是其他宗教信仰的人經常出現的錯誤態度，就是生病了不就醫，只想倚靠祈禱治療身體的疾病。特別是有身心障礙疾病時更是，甚至堅持說要對上帝有信心，結果往往因而延誤了就醫的機會，反而加重病情的惡化。

他特別提醒說，有些基督徒強調只需藉信心禱告、祈求，就必得著，這就像將上帝看成是「有應公」一樣，這種做法表面上看好像很有信心，其實從另一個角度去看，是把上帝看成供其差遣的僕人。

說到這裡，我想起一九九一年一月天主教羅馬教廷發出通知，提醒神職人員不要將心理疾患與惡魔附體混為一談，意思很清楚，是要神職人員在還沒有經過醫師診斷為惡魔附身之前，不可以進行驅魔儀式。已故的梵蒂岡教廷首席驅魔師——阿摩特神父（Gabriele Amorth）也曾表示，在他的驅魔經歷中，真正的鬼附狀況比例其實非常非常的低，五千個人當中只有一個是真正被鬼附身的。

信男兄在這本書中特別提起一件事，那就是對有心神障礙而陷入痛苦的親友，最好的安慰方式不是要設法消除痛苦，而是要懷著分擔痛苦的心，在受苦者的身邊。他說陪伴時不必擔心要講什麼，只需帶著一顆願意分擔痛苦的心去陪伴就夠了。

他再次強調，向上帝祈禱也是一種心理治療，上帝就是治療師，而跟上帝祈禱不用掛號也不用預約時間，隨時隨地都可以祈禱，更不用擔心所說的話會被洩漏。如果你不是基督徒而是其它宗教信仰者，可以向你所信的神明祈禱。因為每個宗教都有祈禱，祈禱就是在跟生命中的神明講話。

這是我看過的有關精神治療方面最好的一本書，不但讀起來會讓個人受益，也是更適合團體一起閱讀討論的一本書。

作者序

信心與醫治

今年是我行醫五十三週年，我何其有幸，選擇醫生當職業；更幸運的是成為基督徒。我是醫生，一生都在幫人解決問題，通過靈性關顧，教人以正面積極的態度面對苦難，化苦難為祝福。

從社會角度來看：疾病、患者和醫生三者的關係一直不斷在調整中。一九八九年台灣股市首次衝過萬點，經濟起飛，但我的診間裡，焦慮症、雙向情緒障礙症的病友卻變多了。

一九九九年的九二一地震，二〇〇三年又遭逢從中國擴散到世界各地、帶給台灣百年來最具威脅性的瘟疫SARS，這兩大災難造成各層面的大衝擊，也給人心帶來很重的創傷。世界各國的調查均指出，經歷災難的民眾中，有相當高比例的人出現精神困擾，其中最常見的是「創傷後壓力症」（post-traumatic stress disorder, PTSD）。二〇〇七年新一代智慧型手機上市，有誰想到電影院可以放進口袋裡？

但過度依賴電子產品會降低集中力，記憶力也會變差，出現輕微的認知障礙，尤其又以腦部正在發育的青少年為最。

到了近年全球高度關注的高齡化議題，老年人的慢性病引起的憂鬱；加上生活節奏快、工作壓力大造成的失眠。現今，新聞裡因為精神狀態引發的社會案件屢有所聞：從青年人常見的工作、戀愛、婚姻問題所引發，到中年人因人際關係而造成；可以說，精神科所常見的種種心靈困境，與每個人都息息相關。

本書所舉的各類精神狀況，相信讀者並不陌生。有部分精神症狀是來自遺傳，所以與人類其他疾病一樣古老。從古希臘時代人類就知道所謂的精神疾病，也一直有著對治它的方法。

現代醫學對疾病的治療使平均壽命不斷提高，但是要對付精神上的疾病，除了藥物，還可以從心靈切入，提高生活品質。從診療工作及教會團契生活經驗裡，我覺得精神科醫師照顧病人時，最好能兼顧醫學及靈性。因此在修完台灣神學院「信徒神學系」課程後，於二〇〇一年開始，利用台灣大學給我的學假，到台灣神學院神學研究所修讀宗教文學碩士課程，希望能在神學方面有更多的了解及體會。後來於二〇〇五年修完此課程。

牧師與精神科醫師都關心人的心靈健康。牧師從信仰的角度關懷，精神科醫師則從醫學的立場出發。兩者若能整合就更加理想。在實務工作上可藉雙方坦誠合作，達到互補長短而提供更好的服務。在養成教育上，神學院可考慮開設介紹精神醫學的課程，而在醫學院則開設宗教關懷與醫學的課程。如此，可增加傳道人與精神科醫師之間的溝通，減少彼此之間的誤會與排斥。

這些年累積的臨床經驗讓我知道，就算我的病患不是基督徒，或是無任何宗教信仰，他們也能接受我的靈性關懷，於治療大有助益。例如本書第五章的主題「焦慮症」，提到哈佛醫學院身心醫學中心教人如何放鬆：「不斷重複一個字、一個聲音、一段祈禱詞、一句話或是某種肌肉動作。」與佛教徒不斷口稱的「南無觀世音菩薩」是一樣道理；換言之，只要能使自己安下心來，本書的方法可以讓讀者容易體悟並實行。

我有空時很喜歡到陽明山走走，藍天白雲，青山綠樹，身心非常舒暢。大自然是最好的治療師，除此之外，基督教的教堂、佛教的佛塔、道教的宮觀、伊斯蘭教的清真寺、印度教的僧院，只要能使人放鬆、獲得平靜、找到力量，都是自我療癒的方法。

醫學有極限，人的適應力卻無窮，所以自我療癒很重要。環境不會適應我們，是我們要去適應環境。調整想法是必須的，本書提到的靈性治療，就是一種轉換心念的練習。

一九八九年底，我的右眼發生嚴重的視網膜剝離。第一次手術後的晚上，妻子放一些教會詩歌錄音帶給我聽，其中有些是我少年剛到教會時學的詩歌。心裡跟著哼詩歌，腦海中出現一幕幕過去的生活景象……

因為接受基督信仰，我們全家被迫離開先父創辦的寺廟。在物質生活上，過得很辛苦。念初中及高中的階段，我雖然在同學中很得人緣，但學校辦的遠足、旅行，我很想參加，卻不敢奢望，因為會使母親為難。同學說他們去看了很好的電影，我也很想看，卻不敢向母親提出。中午在學校吃便當時間，我偷瞄同學們便當裡的菜，心裡實在羨慕。

當時每學期註冊，不論是初中或高中，學校都要檢查是否已買齊該學期要用的教科書。對我來說，這一關並不好過。為了節省書錢，我會事先向認識的學長借書，但不一定能借齊所有的書。有時檢查人員會挑剔，說我借來的書與新版不符。面對這個過程，我心裡實在不好受。

雖然有這麼多不如意的事情，但只要一回到家裡，我們兄弟姐妹有一個免費的共同消遣，就是把教會的聖詩本拿出來唱。興致來了，就從頭翻下去，把會唱的詩歌一首一首唱下去。有時整個週末下午就在唱歌中快樂地度過。這種習慣，在往後的日子我們家人聚會時，仍延續下來。那時唱歌的快樂，比現在上KTV更享受。藉著唱詩歌，我們學會發聲及合唱。在學校，音樂老師還以為我學過聲樂。母親很喜歡聽我們合唱詩歌。對農村出身、沒有念過書的母親來說，她很高興能經常免費聽合唱。在她心目中，我們平凡的歌聲，就像天使嚮亮的讚美歌聲。

這一直是我生命裡最美好的回憶。但轉換心念並不容易，需要不斷練習。我也一直和病友分享：克服精神問題的過程可能並不輕鬆。某些狀況會較容易、較快地被治癒，而其他方面則不盡然；同時，每前進三、四步，可能就會感覺退後一、二步。不過，本書所描述的靈性關懷，長久以來，已被廣大病友證明有效。只要掌握理念，持之以恆，即便是無神論者或非基督徒，這些具體方法將帶來顯著的改善機會。

恰似聖經〈約伯記〉4章4節說的：「你的話使快要跌倒的人得到鼓勵，使無力的膝蓋堅強。」行醫五十三年，我依然不忘初衷，相信讀者可以從本書每一段靈性關懷中找到力量，給自己，也給身邊的人。用新的角度看人生，一起帶給下一代更喜樂祥和的社會。

- 為尊重並保護病患與家屬隱私，本書中出現的人名均為化名；其年齡、特徵、婚姻、職業、家庭、教育等個人資料均已轉化。
- 本書所引聖經為《現代中文譯本 2019——繁體版》。另外，本書出現的聖經名詞（例如章節名、人名）在全書首次出現時，以基督新教、天主教通用譯名對照的方式呈現，方便讀者閱讀。

第一章

當身心的電力耗盡——憂鬱症

網路發達，人手一機。

有訊息進來大家都會立刻察看；

但是，身體的警訊來時，是否也會即時引起我們注意？

手機的簡訊，身體的警訊

這對夫妻來我門診，丈夫低頭不語，妻子輕聲細語：「林醫師，我先生已經失眠好幾個月，我擔心這樣子下去，他身體會受不了。」

我點點頭，打算先輕鬆聊天。讓他們不要太緊張，也讓他們消除一般民眾常有的就醫恐懼感，更讓他們以為：他們不是來看病，只是來尋求協助的。

妻子又補充：「雖然我先生抱怨失眠，但他一入睡，常常做夢。變成兩難：想好好睡、快快入睡，又怕睡著以後的連連做夢。」

多數失眠者會抱怨整夜做夢，干擾睡眠。其實，夢是睡覺的一部分。我們每天睡覺都會做夢，不管是一覺到天亮，或是整夜做夢，多數情況下，做夢所占的時間長短都差不了多少。夢既然是人類生理現象的一部分，我們最好以平常心接受即可。

如果真的利用睡眠腦波觀察，只要一出現做夢記錄，就把你搖醒，也就是所謂「夢的剝奪」，那你真的會身心俱疲而生病。所以睡覺時，做夢是不可或缺的。於是我告訴這位妻子：「我常常勸那些抱怨睡覺做夢的人：腦筋要轉個彎。」

「怎麼轉？」妻子顯然很有興趣，丈夫依然面無表情。

事實上，睡覺做夢就像看一場電影：恐怖的夢就當作是上帝請你看一場免費的恐怖電影；好玩的夢就當作喜劇電影。

我也告訴這位妻子：很多人以為一覺到天亮才是正常睡眠。其實不管你是否一覺到天亮，正常的睡眠每次以約九十分鐘為一循環，其中包括淺睡、熟睡，以及幾乎要醒過來三部分。每個晚上的睡眠約有四到六次像上面所說的循環，也就是說一般情況下，每晚睡五、六小時到八、九小時都可算是正常。前半夜每一循環中熟睡所占時間較長；後半夜熟睡的時間會縮短，而淺睡時間會拉長。

另外，年齡越大，熟睡時間也會越短，有些老年人甚至只有極短的熟睡時間。而所謂睡眠障礙，有三個特性：第一，入睡困難，大多數是失眠；第二，即便入睡，也常常會中途醒來；第三，也有一些人反而比平常睡得更多。

女人比男人更容易憂鬱，男人比女人更需要哭泣

這位妻子又說：「以前他下班後喜歡打球、陪我逛街或散步，偶爾帶全家上館子。公司辦活動，他也很樂意參加。現在他每天要上班前總覺得提不起勁；一下班就趕緊回家，不再運動或參加任何休閒活動。家裡人邀他逛街、上館子，他也不願意。」

首先是主訴睡眠障礙，現在又說對平常有興趣的活動失去興趣。他的狀況，我心裡已多少有個底：憂鬱症最基本的症狀有二項，其中之一便是：對於原本會感到快樂的事情失去快樂的感覺。這位丈夫已經有其一了，如果再符合另一點就更能有助診斷。

這時丈夫說話了：「我其實很不好意思向醫生說，心裡很難過，一直很想哭，控制不住這種想哭的情緒，又怕被人笑，笑說一個大男人為什麼哭。」

我直截了當告訴他：「那你就哭吧！哭給上帝聽，祂會聽見的。」我不知道他信不信上帝，但我確定哭泣有助釋放壓力。台灣女性約有百分之十．九有憂鬱症，是男性百分之六．九的一．八倍；然而，因憂鬱症而自殺的比例，男性卻又比女性

高。說明男性的確會像這位丈夫說的——怕被笑。

怕被笑，所以壓抑；越壓抑，心情就越鬱悶：會覺得非常痛苦，像掉進黑洞、無依無靠。在此種情況下，最怕產生自殺意念並進而行動。憂鬱症最嚴重的時候，常因動作呆滯到無法採取自殺行動。可是一旦症狀稍有改善，呆滯程度減輕，但其自殺意念仍未消失，反而比最嚴重時更容易發生自殺行為。有些患者在治療稍有進展時，家人往往以為已改善而疏於防範，不幸自殺的事情反而更容易發生。

妻子表情轉嚴肅：「說到防範，自殺的人，總有些前兆，不是嗎？」

的確，企圖自殺者有時會以某些行為或言詞，隱含其自殺訊息。我之前遇過兩個案例：第一個是一位中年婦女，在自殺前，要求其年老母親替她梳頭，試圖再次重溫她還是小女孩時母親替她梳頭的感受，以此告別母親。第二個是有位母親在自殺前，請朋友幫她暫時照顧小孩。這些情形對有經驗及感覺敏銳的人，可及早察覺，視為「自殺傳訊」。有些父母親在自殺前，不忍心讓自己的子女獨活，所以先毒殺子女再自殺。此種情況下死亡的多數是年幼無法自衛的子女，故應提防患憂鬱症的父母單獨照顧年幼子女。

這位妻子又焦急地問：「我先生不會是得了憂鬱症吧？聽說憂鬱症初期的病人常常失眠，是不是只要把失眠治好了，憂鬱症就會消失？」

回答這個問題，分成「可以說」與「不能說」：可以說失眠只是憂鬱症的許多症狀之一；不能說只治療失眠就可改善憂鬱症。臨床經驗告訴我們，若只給安眠藥，雖然能稍稍改善失眠，但因為一般的安眠藥並沒有治療憂鬱症的效果，反而會延誤憂鬱症的治療時機，提高自殺的危險性。

憂鬱症：新世紀三大疾病之一

世界衛生組織（World Health Organization, WHO）早已預估二〇二〇年，憂鬱症將名列引起失能與早夭的第二疾病。眾所皆知，憂鬱症也被公認是新世紀的三大疾病，與癌症及愛滋病並列。

世界衛生組織於二〇一三年的報告指出，二〇二〇年全世界有三大疾病需要重視：心血管疾病、憂鬱症與愛滋病。憂鬱症已成為人類的第二危險殺手。另外根據哈佛大學的研究，造成人類社會整體疾病負擔（global burden of disease）前十名疾病，憂鬱症亦高居第二，僅次於心血管疾病，因為憂鬱症會造成患者無法工作，生產率下降，對身體健康也有不良的影響。

你臉上有個時鐘，但它不是個好時間

妻子顯然是細心的，她告訴我：「這段日子以來，我先生常常心神不寧，變得比較容易生氣。」憂鬱症患者的臉部表情也有其相當特徵，家人及朋友若能注意觀察，再綜合其生理及精神症狀，便能及早發現，早期診斷，早期治療。

基督教救世傳播協會《天韻創作專輯》裡，鄭敏熙女士所作〈十點十分〉★的詩歌中，有一段話把憂鬱症患者臉部表情描繪得非常入神：「你的面，你的面，不

★收錄於《天韻創作專輯3：為主我要吟詩》台語CD，一九八二年十二月發行。

可親像七點廿五分。你豈不知憂頭結面，這對身體有損傷。」憂鬱症患者的嘴角會往下垂，看起來像時針及分針指在七點廿五分的位置，所以是七點廿五分臉。

丈夫愁眉苦臉告訴我：「才四十多歲就變成這樣，妻兒都還要靠我；我不知道自己是否能好起來。真的很希望有人可以幫我，但我又覺得沒有人幫得了我。」

我看著他流下淚來，累積多日的難過正在緩緩釋放，釋放超過二星期的憂鬱和沮喪（請注意：這是他符合的第二點）。在社會層面及靈性方面，他明顯呈現出生命無意義、沒有希望、羞愧、對不起別人及罪惡感，無法感受愛及正面能量；同時，對過去生活無法做平衡的評估，傾向負面經驗，將它扭曲放大。因此看不到生命的意義及目的，不再相信以往覺得有意義、有興趣的事。

此外，雖然他內心期待外界的關心，卻又認為參與各種活動都是無價值、沒幫助，因此從社群退縮，呈現一種「期待卻又無法與外界維持關係」的困境。而離群索居又帶來更低落的思緒，形成惡性循環。

踏出這一步，贏過七成五

丈夫又說：「醫師，你能不能治好我的病？請你一定要救我，我的孩子都還小，要靠我維持家計。而且，我也不想一直這樣下去：食無甘味、睡無好眠、體重下降、意興闌珊、沒有性行為。」

我很堅定鼓勵他：今天來我門診，勇敢踏出這一步，他已經贏過百分之七十五的憂鬱症患者。因為全台憂鬱症患者多數沒有到院；即便到院，有高達七成五不是看精神科，看錯科又增加不必要的醫療成本；即便看對科，完成療程的比例也很低：根據健保資料，百分之三十的患者只看過一次醫生，之後就斷了治療。

已超過百萬人、且有「高盛行率、低就診率、低診斷率、不規則追蹤」四大問題的憂鬱症患者，嚴重影響生產力，造成社會負擔。媒體報導許多自殺、傷人、家暴的社會事件，許多都可能與憂鬱症有關，絕不容輕忽。

太太也說：「我先生的個性本來是當機立斷，現在變成猶豫不決。」

處於憂鬱症的人，會出現猶疑不決的症狀。任何大小事都難以決定。如果連續幾個星期都如此，而這又不是其原本的個性，特別是平常很果斷的人，如果有此情形，可能就需請教專業人員。現在她丈夫有此情形，我剛好又是專業人員，於是我告訴這對夫妻：人生是一連串的選擇過程，你們選擇求助於專業醫療，絕對正確。憂鬱症一旦延誤治療，將會造成更大損失。

先分享一則寓言。故事的主角是一頭驢子，牠肚子餓了，發現前面不遠有兩堆飼料。這兩堆飼料看起來都很好吃；從牠站的地方看起來，距離也一樣。這頭驢子站在那裡想，到底要去吃左邊那一堆，或是右邊那一堆呢？牠一直沒辦法下定決心做選擇，最後這頭驢子餓死在兩堆飼料面前。

丈夫覺得不可思議，反問我：「這個寓言的勸誡意義很明顯，但有些誇張了。這麼簡單的事情，怎麼可能造成選擇的問題？」

其實，在人生旅途上，我們有時會遇到擺在面前的兩個機會都很吸引人，如果你貪心、兩者都想要，或者優柔寡斷、猶疑不決，最後可能失去機會，兩頭空。但重點是：這位丈夫的情形，讓我對他患憂鬱症的判斷又更確定了些。

診斷確定之日，治療開始之時

從這次會談中，丈夫的連續失眠、對平常有興趣的活動失去興趣、連續超過二星期覺得憂鬱沮喪、對事情不再當機立斷，以及從社會生活退縮。綜合判定結果，他有憂鬱症。診斷確定之日，治療開始之時，接下來就是進入治療。憂鬱症是可治療的，而且其療效相當良好。若大眾對憂鬱症有所認識，就能早期診斷、早期治療，減少病患痛苦，避免悲劇發生。

再次見到這對夫妻，丈夫似乎放鬆不少：「失眠、活動力弱、懶散提不起精神，我原以為只是年紀大所產生的變化，完全沒想到竟然是憂鬱症。」是的。中老年人患憂鬱症的特色是較少主動述說憂鬱心情，較多抱怨身體不適、記憶不好；易感焦躁，卻對各種活動缺少主動性。因此，常被誤認是因為身體失能而引發憂鬱症。

妻子也說：「我知道。有點倒果為因了，不是失眠懶散引發憂鬱症；而是因為憂鬱症而無精打采、睡不好。」

沒錯。因此在治療方面要特別重視矯治疾病，並要設法提供各種方便性，協助患者與外界接觸，以彌補因缺少主動性而引起的社會疏離。此外，運動有助於改善憂鬱症，尤其對活動量本來就較少的高齡長者更是重要。

「說到運動，我知道也有人用繪畫、音樂來治療憂鬱症。」妻子似乎很感興趣，停了一下，又說：「當然，免不了藥物治療，對嗎？」

正確。姑且不論音樂治療在現代醫學的成效，早在二千年前，〈撒母耳記上〉（撒慕爾紀上）就提到音樂治療：

耶和華的靈離開了國王掃羅（撒烏耳），有邪靈從耶和華那裡來擾亂他。掃羅的臣僕對他說：「我們知道上帝差邪靈來折磨你。所以請陛下下令，讓我們去找一個善於彈豎琴的人來。當邪靈襲擊你的時候，那人一彈豎琴，你就好了。」掃羅對臣僕說：「替我去找一個善於彈琴的人來吧！」其中有一個少年人說：「伯利恆（白冷）城的耶西（葉瑟）有一個兒子；他是彈琴的能手。他英勇善戰，豐姿英俊，又有口才；上主與他同在。」

於是，掃羅差遣使者去見耶西說：「請你叫那放羊的兒子大衛（達味）到我這裡來。」耶西就把幾個餅和一皮袋酒、一隻山羊羔，都馱在驢上，交給他兒子大衛，送與掃羅。掃羅甚喜愛他，他就作了掃羅拿兵器的人。當邪靈臨到掃羅身上的時候，大衛就拿琴用手而彈，掃羅便舒暢爽快，邪靈離開了他。

手機的充電，身體的充電

後來這位憂鬱症丈夫治療效果良好，生活恢復正常。回到本文一開始所提：手機有訊息進來，大家幾乎都會在第一時間察看，身體發出的任何警訊，也該隨時注意，提高警覺。而現代人對手機的依賴度越來越高，手機快沒電時，必須充電。充電之後，再繼續發揮功能。手機如此，身體也是如此。充電是為了發揮功能，說得更精確一點，發揮更有效率、更廣大的功能。

我想，我們基督徒處於「馬大（瑪爾大）服事」的時刻，就如手機發揮功能。當服事工作使我們喘不過氣時，就如手機快沒電了，必須立刻充電。把手機插上插座，靜待電力充滿，我把它比喻為基督徒的信仰生活：我們的電源是主耶穌。我們要趕快調整心態，成為馬利亞，靜靜坐在主前，聽主講道，使我們的心靈充電，重新得力，繼續服事。

我們都知道不可等手機的電完全耗盡才充電，應及早充電，以免手機壽命受損。同樣的道理，我們也要避免服事到心煩意亂時，還一意向前。須知此時就要停下來，安靜到主面前聆聽主的道。否則會像手機一樣，提早喪失靈命。

我相信無論是基督徒或是其它信仰的人，甚至是無神論者，都要隨時注意自己的「電力」，自覺快沒電就要立刻充電，重新得力後，再繼續上路。本案的憂鬱症丈夫，他就像千千萬萬個平凡丈夫一樣：日出日落，作息正常，婚姻美滿，家庭幸福。一旦察覺自己身體與精神狀態不對，立刻就診；治療效果良好，重新啟動，回歸正常。

簡單介紹抗鬱藥

現代精神藥理學中之抗鬱藥的研發，是由偶然發現iproniazid之抗鬱療效而開始。一九五〇年代嘗試以iproniazid治療結核病時，發現結核病雖沒改善，病人之情緒卻顯著改善。後來知道iproniazid是屬於不可逆性單胺氧化酵素抑制類藥（irreversible monoamine oxidase inhibitor, MAOI）。接著有三環抗鬱藥（TCAs）之開發。

一九九〇年代持續發展出來的新抗鬱藥，有選擇性血清素／正腎上腺素再吸收抑制作用之venlafaxine，及屬於中樞神經突觸前α2受體拮抗作用（central presynaptic α2-receptors）之mirtazapine等新抗鬱藥出現。這些後期研發的新抗鬱藥，其抗鬱效果不見得比傳統抗鬱藥好，但副作用則顯著減少，使用起來，比較容易被病人接受。

如果沒有逆境考你，怎知你信仰堅不堅定？

另一位病友，退休前是人人稱讚的好老師。為了投入更多時間傳福音，他提早退休，轉入福音文字機構。在新的崗位上，他遭遇到不少困難，但他仍然滿懷熱誠，感謝上帝讓他參與此需要特別關懷的工作。

但僅僅一年他就離職，逐漸退出各種活動，也不參加教會的聚會。有一天，一位老朋友因長時間未見他而去拜訪，一見之下，非常驚訝：一向整潔好客的他，竟然不修邊幅，只穿睡袍；明顯消瘦，不太講話。起初大家都認為他可能因滿腔熱誠受到挫折，變得消極。時間一久，家人也覺得不對勁，於是勸他看醫生，但他不願意。

那位朋友拜訪他後，與精神科醫生商量如何幫助他。鑑於病況嚴重，徵得其家人同意後讓他住院治療，經診斷確定其為憂鬱症，開始給予抗鬱藥。治療一個月，由於症狀改善不顯著，改用電痙療法（電療），兩週後病況大為好轉。

治療過程中讓我印象最深刻的是他的質疑：「都一把年紀，生活經歷如此豐富，人生智慧也已成熟，居然還會得這個病！是我信仰不夠虔誠嗎？還是我禱告不夠認真？滿腔熱忱，提早退休投入教會工作，結果卻換來憂鬱症？」

生病動搖了他的信仰，使他對生命主軸產生懷疑。即便是無神論者，在朝目標邁進之時，遭逢重大挫敗，也會開始思考：我的目標值不值得奮鬥？夢想可不可以實現？代價太高，過程太辛苦，路太長又太孤單，堅持的一切還要不要堅持？原本繼續的該不該繼續？

人生必定有苦難，就如〈約翰福音〉（若望福音）16章33節所說：「在世上，你們有苦難，但是你們要勇敢，我已經勝過了世界！」然而，期待信了耶穌就不會有苦難是不正確的信仰。事實上，基督徒在世上可能要比非基督徒背負更重的擔子。自初代教會以來，基督徒就必須為主耶穌之名的緣故面對各種苦難。好在我們有勝過了世界的主同在，但前提是我們願意與主同行，主才能幫助我們。

身為精神科醫師，我很能體會憂鬱症患者因失去所珍愛的人、事、物而痛苦、沮喪。但身為一位衷心追隨主耶穌的基督徒，我更想告訴憂鬱症患者：喪失與擁有可以並存，痛苦與喜樂也是可以並存的。〈馬太福音〉（瑪竇福音）16章25至26節說：「因為那想救自己生命的，反要喪失生命；那為著我喪失生命的，反要得到生命。一個人就是贏了全世界，卻賠上了自己的生命，有什麼益處呢？他能夠拿什麼去換回自己的生命呢？」

耶穌誕生在馬槽，一生沒有可枕頭之地，最後還遭人唾棄、釘死在十字架。失落感不利於憂鬱症的復原，無論多難，都要試著轉換心境：看似失去一切，卻是擁有一切。基督教信仰使人體會一無所有並非結局，乃是重新擁有的契機。

「癌症還是憂鬱症，你選哪一個？」

「喪失與擁有」可以並存，「痛苦與喜樂」時常共生；這理念容易理解，做起來卻不容易；畢竟，憂鬱症患者面臨那種鋪天蓋地而來的沮喪感、無邊無際的無力感、無窮無盡的孤單無助，心靈上的巨大痛苦和猛烈折磨，實非一般人所能想像。

我曾治療一位因癌症而患憂鬱症的病友，告訴他：你把病痛想像成一個敵人，一個強大到你做夢也想不到、遇不到的敵人，一個兇狠到地球上只剩一人你也不願和他共處的敵人，一個世上你最害怕的人。好，你被這個敵人打敗了、欺負了、折磨了，你不要怨恨，當一個靈性成熟的人，忘記背後，全力往前。別跟這個敵人過不去，否則你的過去永遠不會過去。你只能寬恕他，就是只能寬恕他。

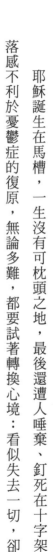

前南非總統曼德拉曾被白人執政者關在牢裡二十七年，受到許多屈辱。當他被釋放，剛走出監獄大門的那一刻，說了一句很感人的話。他說：「當我走出囚室，邁過通往自由的監獄大門時，我已經清楚，自己若不能把悲痛與怨恨留在身後，那麼我其實仍在獄中。」

因為我跟那位病友很熟，我用輕鬆的口吻問他：「如果要你選擇得癌症還是得憂鬱症，你願意選哪一個？」他想都不想，回答說「癌症」。

也因為他跟我很熟，他用嚴肅的口氣問我：「你既沒得癌症也沒得憂鬱症，你能想像我的心情嗎？」我當場被問倒。

我相信和他一樣有此疑問的病人很多，我更相信和我一樣被問倒的醫生也不少。我知道他的意思，德國神學家潘霍華（Dietrich Bonhoeffer, 1906-1945）說：「只有受苦的上帝才能夠真正助人。」受苦的人所需要的，並非高高在上的全能上帝，而是一位能和其一起受苦的上帝。許多經驗告訴我們：最能幫助受苦的人渡過難關的，是有類似經驗的過來人，而不是具專業的專家學者。

這樣問好了：如果你失戀，你願意去找失戀十次的知心好友聊天，還是去找執業十年沒失戀過的臨床心理師談話？

從這裡引發我更深層的思考：我以醫生的身分，用專業和經驗治療病人的生命；我如何以基督的信徒，更用心、更有耐心、更多同理心與愛心來護住病人的靈命？手機訊息可以即時點閱，手機沒電可以提前充電，如果手機故障、甚至受損了呢？

受損要修補，預知可能受損，則要提前全力預防。憂鬱症患者傾向於認為困境永遠不會改變，也容易自貶，認為都是自己的錯，一無是處。〈馬太福音〉19章26節說：「人是不能，但在上帝，事事都能。」我是基督徒，基督教信仰強調在上帝的幫助下，沒有不能改變的事，更何況憂鬱症患者所認為「困境永遠不會改變」只是一種錯誤的無助感。

不論此種自貶自責是有事實根據或錯誤的解讀，基督教的信仰告訴憂鬱症患者：上帝仍然視其為寶貴子女，每一個人都是上帝所珍惜的。〈羅馬書〉5章6節也說：「當我們還軟弱的時候，基督就按照上帝特定的時機為罪人死。」以及其他許多經文都向患者訴說上帝是愛，上帝按人的本相接納每一個人。

這些年累積的臨床經驗告訴我，就算我的病患不是基督徒，或是無任何宗教信仰，他們也能接受我的靈性關懷，於治療大有助益。

上帝治療我，是為了讓我把病人治療得更好

一九八九年八月一日，我到台南成功大學醫學院履新，並兼任附設醫院醫務副院長。我隻身南下，妻子及小孩繼續留在台北。十一月某日上午七點多，我從宿舍走到醫院上班，一路上總覺得右眼有黑色雲狀飄浮。到了辦公室，心想可能有什麼東西卡在右眼，於是用水洗眼睛。洗了幾次，飄浮的黑雲仍然沒有消失。

我開始覺得不對勁。那天上午，醫院有主管會議，開完會，我又試著洗臉，但情況依舊。心頭有一種不安的感覺，立刻找眼科主任檢查眼睛。檢查完，眼科主任一臉嚴肅，我心想一定不妙。果然，我右眼視網膜剝離，而且很嚴重，我的右眼就像破了一個大洞的網，網不住光線，若不趕快修補，情形會繼續惡化，於是安排第二天進手術室治療。

回到宿舍，立刻打電話回台北家裡，以平靜的聲音告訴妻子。這突如其來的打擊，對我和她都是晴天霹靂。

第二天是立法委員及縣市長選舉日，全台放假。但眼科主任特別為我安排治療，希望能把剝離的視網膜修復，釘牢一點。我和妻子一起禱告後，就被送進手術室。手術順利完成，術後蒙著眼，聽音樂，平靜休息。當晚聽廣播，知道我的朋友當選台南市立法委員，另一位朋友選上彰化縣長。朋友選舉成功的好消息對我這剛開完刀蒙著眼躺在病床上的人，鼓勵不少。妻子放一些教會詩歌錄音帶給我聽，其中有些是我少年剛到教會時所學。心裡跟著哼詩歌，腦海中往事浮現，不知不覺也放鬆。

雖然前後經由三位當時最有名的視網膜教授治療，也動了三次手術，可是我的右眼仍然失明了。我成為只剩下左眼視力的獨眼人。從小我就被稱讚有一對炯炯有神的大眼睛，現在不但只有一眼的視力，兩眼看起來也一大一小。我的立體感變差，雖然我不是外科醫生需要執刀精密手術，但已不再能像以前那樣穿針線，或準確探手捕捉眼前的蚊子，連把原子筆蓋套上都無法一次套準。

這次的生病，使我學習許多新的功課，其中最重要的有三點：

第一，通過此苦難，使我更能了解耶穌十字架苦難的意義。

第二，我更能體會病人及家屬的苦難。在我臥病期間，內科戴東原教授到病房探視，他看我那麼辛苦地按照眼科醫師的吩咐，整天面朝下躺著，忍不住說：「這種身體及精神的辛苦，你這個精神科大教授要好自為之。」戴教授是在鼓勵我，但他可能忘了我還有一位大醫師耶穌在看顧我。在一般人看來，我的生涯於此時出現了大破洞，但上帝再次為我修補了。

第三，重新思考如何看待自己擁有的一切。我想起聖經裡的約伯，他「是一個正直的好人，敬畏上帝，不做任何壞事」。但是，他「在一天之內喪失所有的子女（七個兒子，三個女兒）與財產」。約伯並沒有犯罪，卻遭到這樣的苦難；儘管如此，他依然沒有埋怨上帝，而是以極典型以色列人表達強烈哀傷「撕裂了自己的衣服，剃掉頭髮」的方式，適時將內心的悲痛釋放，而不是壓抑強忍。除了自然表露情緒，約伯也不忘依靠信仰來支撐，並提醒自己：「上主賞賜的，上主又收回。上主的名應當受稱頌！」

失去所愛，確實令人不捨。但若能換個想法：手上的一切只不過是受託管理，人是管理者，而不是擁有者。因此失去時就當作是交還給上帝，如此一來，喪失的衝擊力道就會減少。

憂鬱症的靈性關顧研究

英國亞伯丁大學（University of Aberdeen ）的史雲生教授（John Swinton）對憂鬱症者深度訪談，發現「生命是否有意義」是憂鬱症者活下去的關鍵支撐點。他從訪談資料歸納出憂鬱症者靈性上八項主要議題。包括：1.陷入無意義的深淵（The meaningless abyss of depression）；2.對一切懷疑（Questioning everything）；3.遺棄（Abandonment）；4.期待緊緊抓住可依附的（Clinging on）；5.渴望卻又無法建立關係（The desire to relate and the failure of relationship ）；6.無止境的折騰（Grinding me down ）；7.活下去的陷阱（Trapped into living）；8.憂鬱症煉爐（The crucible of depression）。

所有受訪者均認為他們需要的靈性關顧核心是「了解」（understanding）。他們之所以覺得孤單、被遺棄，有一部分是來自別人無法了解及應付（understand and cope）他們所經歷的身心煎熬。同理心及了解是關顧過程帶來醫治所不可缺乏的。憂鬱症的主要特徵，包括深度的無望、失去生命的意義、覺得與上蒼（神）失去連線、低自尊、生活喪失目標等，都是靈性層面的問題。

我是醫生，用專業和經驗，讓病患經由醫藥的治療，使大腦恢復正常生理功能；我也是基督徒，通過靈性照顧，教人以正面積極的態度面對苦難，化苦難為祝福。兩者互相效益，使憂鬱症得到整全的治療。

基督教信仰關心生命的意義，重視人與上帝、與他人、與大自然和諧關係的建立。耶穌基督是上帝，也是親歷憂患的過來人。祂了解憂鬱症的痛苦，並願意伴隨憂鬱症者走過死蔭的幽谷。〈馬太福音〉11章28節說：「來吧，所有勞苦、背負重擔的人都到我這裡來！我要使你們得安息。」此信仰絕對是絕望者最後可抓緊、可依賴的手。

信仰使人相信：即便再苦、再痛，也有上帝和基督教友的了解、關懷，不會被遺棄。信仰會帶來盼望，使人有力量面對今天的痛苦，等待黎明到來。

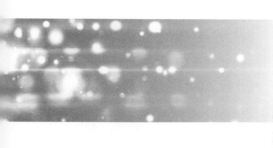

第二章

需要更多的耐心與愛——失智症

預估在未來的二十年內，每天將有近四十八人罹患失智症，每三十分鐘就增加一位失智症患者。唯有提高公眾對失智症的認識和了解，才能減少對失智症的偏見和歧視。

現象與假象：如何區別「正常的老年記憶減退」和「老年失智症初期之輕度記憶障礙」？

農曆新年時，念醫學系的阿杰趁最後一次長假，去鄉下看祖母。雖然祖母仍然健步如飛，也很高興看到孫子，但阿杰總覺得祖母有什麼地方不對勁，似乎不再像以前那麼靈光。

相處的幾天中，閒聊時，他發現祖母斷斷續續會有很平常的字眼說不出來的情形。例如向阿杰要原子筆，她說不出來「原子筆」三個字，只好說：「你把那可以寫字的東西給我。」又如她告訴阿杰：「出門不要忘了帶……」就停頓下來，好像在思考什麼，後來才繼續說：「回家時要開門的東西。」阿杰說「鑰匙」，祖母點頭笑了。

本身是學醫的阿杰十分敏銳，腦中浮現三個字：失智症。

近年由於媒體的報導，造成部分敏感的人過分擔心會不會得了老年失智症。一般而言，記憶力最好的時期大概在念高中以前。年紀大了，記憶力會減退，屬於正常現象。

阿杰安慰自己：「別想太多，說不定只是正常的老年記憶衰退？」

如何區別正常的記憶減退和老年失智症初期之輕度記憶障礙？一方面，老年人記憶雖然減退，但若經提示，事後也能自己再回想起來；另一方面，老年人也比較容易察覺自己記憶力有減退。失智症初期的老人，其忘記的事，事後很難自己再回想起來，就算給他提示也常無法回想，並且對記憶減退較少自覺，這是主要差別。

事實上，阿茲海默（Alois Alzheimer, 1864-1915）於一九〇七年首度報告此病時，其案例並非老年人，而是中年人。現在我們已知道老年才發病的失智症，其臨床症狀及病理解剖所見，都與當年阿茲海默所報告的類似。因此在診斷分類上，把六十五歲以後才發病的稱為晚發型阿茲海默失智症，未到六十五歲就發病的叫早發型阿茲海默失智症。不論是晚發或早發，其診斷除上述要點外，發病時間常不明確，且逐漸緩慢惡化。

阿杰想起失智症老人也會有這樣的症狀，於是進一步向和祖母同住的叔叔詢問這半年來的情況。經過阿杰這樣一問，叔叔才警覺到這些變化可能不單純只是年紀大所引起，仔細回想，除上述情形外，祖母這半年多來記憶力確實在退步。她常找不到她自己收拾起來的東西，這是以前不曾發生過的。

相信我們很多人都有過這樣的經驗，在我們自己的家，自己最熟悉的房間，自己最清楚怎麼放東西的皮包或抽屜，但有時就是找不到要的東西。一次、二次、三次一再找，就是找不到。正趕著要出門，時間已經快來不及了，心裡又急又氣。這時，也許換別人幫你找，一下子就找到了。因為我們一再按照自以為最熟習、最老練的方式去找，當然有盲點。所以明明東西就在那裡，就是找不到。

阿杰的祖母呈現「近期事件」（recent events）之記憶缺損，以致常常找不到自己的東西，典型的記憶缺失表現在無法登錄、儲存及取用新資訊，因此對發病以後的事件無回憶，談話內容常提到的是以往所熟悉的「遠期事件」（remote events）。但後期病程惡化時，連遠程事件的記憶也會受損。除了記憶受損外，其思考、理解、判斷能力也會出現障礙，因此處理日常生活的能力會下降。

真的降了，除了找不到東西，祖母也比較容易把時間搞錯。她以前很愛乾淨，也很注重儀表，但這半年來卻逐漸疏忽對這方面的要求，好幾次衣服沒穿好都不自覺，而且頻率增加。

正常老人除了記憶的問題外，不太會發生像阿杰祖母那種改變長久養成的習慣，或對日常熟練事務能力的減退；換句話說，正常老人的改變是速度或量的改變，給予足夠的時間或提示即可喚起記憶，不是質的改變。而失智症是質與量均有改變。失智症若繼續進展，智力會顯著退化，對時間、地點、人的辨認能力都會逐漸喪失，後來變成植物人。有些病人只是很單純的智力衰退，有些則因智力衰退而伴隨精神病症狀。

阿茲海默型失智症

阿茲海默型失智症的病因尚無定論，目前比較被接受的看法，認為此症乃體質遺傳的疾病，但其遺傳基因在染色體的什麼位置則有許多不同的看法。年齡越高越有機會發病，但若無此症之遺傳基因，則不管活到多老，也不太可能得這種病。此症之初期常見有輕度記憶減退，容易被忽略。

誤解與理解：老年人學習能力並非不如年輕人，且會更平均地使用左右大腦

阿杰的祖母一向身體健康，雖然已經八十歲了，還是習慣每天到住家附近走動。半年前，她仍然能把家事做得井井有條、能上街採買。可是這半年來，家人覺得她似乎有點退化：她炒的菜沒有以前好吃，有時忘了加鹽，有時又似乎加了太多鹽；廚房也沒以前那樣整理得乾乾淨淨；菜園的照顧更差，不再像以前那樣按時澆水、施肥、除草，種出來的菜當然也不理想；很多東西用了卻沒有歸位，家人要用常常找不到。這情況一直持續了半年，家人原本以為只是年紀大了，體力較差，不再像以前那麼有幹勁，所以也沒有特別留意。

或許有人會說：「老年人的腦本來就不如年輕人，所以祖母的狀況很正常。」其實，這是一種誤解。傳統觀念對大腦的誤解包括：

- 老年人學習能力不如年輕人。

- 大腦無法生出新的腦細胞。
- 神經元（腦細胞）之間的連結大致上一生都不會改變。
- 智力高低取決於你有多少神經元及其運作速度有多快。

近年的研究已證實大腦有四個特徵：

- 大腦會因為經驗和學習而不斷重塑。
- 大腦終其一生都會不斷製造出新的細胞。
- 腦細胞之間的情緒連結會隨著年齡成熟，變得更加成熟。
- 老年人會更平均地使用左右大腦。

事實上，老年人的大腦學到的東西比年輕人學到的多。人生有許多複雜微妙的層面是不可能快速學會的；我們也知道，學習會改變大腦的生理結構，此現象稱為可塑性。在高倍數顯微鏡下，年長者持續使用的大腦區域中，腦細胞像樹枝錯雜的濃密森林，而年輕人的腦細胞就稀疏許多。

學習會讓大腦的神經元以新的模式連結起來，還會刺激神經元長出名為「樹突」（dendrite）的細小樹枝狀延伸，形成新的連結「突觸」（synapse）。老年人最大的優勢就是藉由多年日常生活經驗和鍛鍊，建立起複雜的神經結構。大腦神經結構越複雜，就越能抵擋外傷或疾病造成的退化。研究發現：規律從事「心智鍛鍊」、「運動」、「選擇具挑戰性的休閒活動」、「建立堅實的社會網絡」等活動，能大幅提升大腦運作的能力。

過完年假，阿杰就帶祖母去看病。她並沒有高血壓或糖尿病的病史，過去也沒有喝酒或亂服藥的情形，身體檢查並未發現異常；但精神檢查發現她記憶力及注意力均差，計算能力及抽象思考能力也差。醫生診斷她患了阿茲海默型失智症。

失智症是指已成年、原本智能正常者，因腦疾病而智力損傷退化的疾病。病因很多，若以老年失智症而論，最常見的是阿茲海默型失智症，其次是血管型失智症，這兩類合起來就占大部分。其餘零零星星的有維他命B-12或葉酸缺乏、常壓性水腦症（normal pressure hydrocephalus）等等。

不管是哪一種失智症，其最根本的症狀是智力及記憶力的退化。失智症是由於腦部疾病造成的症候群，包括記憶、思考、定向力、理解能力、計算、學習能力、語言、判斷等高級皮質功能（higher cortical functions）障礙。診斷的基本要件是在意識清醒時，出現記憶及思考能力下降到足以損害個人日常生活功能，而且症狀已持續六個月以上。

音樂與繪畫治療

面對整個社會人口的老化，老年失智症患者迅速增加。在還沒發明有效的治療方法之前，只有靠照顧者的愛心及耐心。否則病患得不到護理，照顧者更會因而身心疲憊而病倒。以下兩則來自國外的研究非常值得參考。

澳洲布里斯本一所護理之家以一年時間運用音樂治療失智症，於二〇〇五年澳洲失智症研討會發表結論指出：失智症之激燥（agitation）常常是其需求未受理而產生挫折感的表達，若適當設計團體音樂治療，滿足參與者自我表達、成就感、自我控制、歸屬感、生活有目的及意義等需求，失智症者會逐漸減少激燥行為。

加拿大護理之家的研究則指出：失智症者洗澡時出現不配合的行為，給照顧者增加不少負擔。研究指出洗澡時間配合背景音樂，失智症者激動、攻擊行為減少。照顧者同時發現失智症者情緒改善，有些人會隨著音樂有較多笑容、拍手、手舞足蹈動作；有些人者則變得較安靜、合作。過去洗澡時的無目的、無意義動作減少，代之以較有目的、配合音樂節奏的動作。有些人激動、攻擊行為的改善可持續到晚上入睡為止。

胎兒是傾聽母親心跳及講話聲音成長的，音樂是個人生命最早期的經驗之一，也是能保持到生命最後階段的一種功能。塗鴉也是人類最早學會的項目之一，這兩項都可以用於幫助失智症者。不止心跳、呼吸、體溫變化、動作，人的笑聲、哭泣、尖叫、打鼾等行為中都具有節奏、脈動。欣賞與回應音樂是人與生俱來的潛能。此潛能通常不依賴特別訓練，也不因受傷、生病而喪失。音樂提供老人重要的記憶風景圖，啟發老人的記憶、社會關係、表達能力。使其較能留意參與的活動，進而減少無目的的走動。

音樂治療能提供學習技巧，隨著唱、聽、分享及討論、彈奏樂器、隨音樂做律動、參與音樂會，再配合懷舊圖片、家庭老照片、幻燈片、詩歌等，使失智症者使用過去已儲存腦中的知識，常能記起平常說話無法回憶得到的詞彙，甚至可提供自我表達的機會，增進自尊，進而有助避免人際衝突。

音樂具普世性及凝聚力，一起唱大家熟悉的歌，不僅能建立或維持社會意識及互動，也能使內向、孤單、沮喪的失智症者，在不具威脅感且愉快的氣氛下，卸除不敢表達的拘謹態度，願意出來參加活動。通過老歌可促進回憶、生涯回顧、確認生活經驗；減輕焦慮及沮喪，降低躁動、攻擊行為；尤有甚者，經由歌詞，學習新知，獲成就感。

治療所需的音樂可就家中已有的收藏取材，不必刻意去唱片行也能獲得。沒有哪種樂曲是具特別療效的，重點是接受者對樂曲熟悉度、音樂品味、感受、樂曲勾起的聯想。古典音樂、藍調，視個案選曲即可。音樂治療能提供學習技巧及使用過去已儲存腦中的知識，音樂治療師要針對每一位案主或每一個特定團體的特殊需要，用心選擇合適的音樂。其考量包括文化差異、情緒、心理、靈性等層面。

音樂治療不是要取代尋求醫師的建議，而是補強。音樂治療使用得當，可作為連結科學與靈性的橋梁。

照護壓力與難度倍增的妄想型失智症

吳先生和他太太一起陪他高齡父親到精神科看病。他告訴醫生他父親這幾天一直害怕有人會來搶劫，晚上也不睡覺，一直喊說強盜進來了。過幾天又斷斷續續的說，聽到有人開門進來，並指責家人為何不好好把門鎖上。

差不多一年多前，老先生的記憶力逐漸有問題，以前吳先生夫婦白天上班時，若有人打電話到家裡，老先生都會清清楚楚的轉達。但自一年多前開始，老先生常常忘了轉達；問他時，他也不記得曾有人打電話來。

不但忘了別人的事，自己的事也開始記不得了。老先生說他的東西不見，懷疑是媳婦偷的。媳婦委屈莫辯，老先生言之鑿鑿，指證歷歷。事實上東西根本沒有丟掉，只是老人家自己收起來，卻忘了收在哪裡，以為被偷。

另外一件困擾吳先生夫婦的事，就是老人家常常吃過飯沒多久，就又吵著要吃飯，好幾次在有客人來訪時，老先生當著客人面前指責媳婦不給他飯吃。吳太太向醫生述說此情形時，覺得很委屈而哭了，她說如果是不了解的人，還真的以為她這個做媳婦的虐待公公。除此之外，老先生也會認錯人，明明他的孫女就在他身邊，他卻嚷著說他的孫女被壞人帶走，要家人趕快出動，幫他把孫女救回來。家人不知如何是好，他就大吵大鬧。

就在老先生被偷、被害的妄想弄得家人不知所措的時候，最嚴重的情形出現了。有一次老先生傍晚出去散步，居然在他住了幾十年的社區迷路找不到家，還好有人認識他，把他送回來。

夫婦為了照顧長輩，已經弄得精疲力盡，不得已的情況下才帶到醫院。據吳太太的報告，老先生過去很少生病。他的個性還算溫和，與親戚朋友也都處得不錯；發病前不曾中風，也無高血壓或糖尿病等病史，身體及神經學檢查也沒有異常。他的智力退化是逐漸發生，所以醫生診斷他得了與美國前總統雷根一樣的阿茲海默型老年失智症。

多數阿茲海默型老年失智症患者，只是單純的智力越來越退化。但有一部分患者在其生病過程中，併發妄想、幻覺等精神病症狀，像本案的吳老先生。碰上這種情形時，照顧者所承受的壓力會更大。照顧者除了要做好患者之飲食及個人衛生的照料外，還得處理患者因妄想或幻覺而產生的情緒不穩定及危險行為。

更多的耐心，更大的包容

從精神科來看失智症，可分為「認知功能障礙」及「行為和心理症狀」兩方面。行為和心理症狀有：妄想及幻覺、激動、攻擊行為及劇變反應、鬱症、焦慮、漫走、睡眠障礙等。

妄想內容有：妄想自己的東西被偷、房子不是自己的、家人或照顧者被別人替換了（Capgras syndrome）、被家人拋棄、家人不忠實等。最常見的妄想是有關財物方面的妄想，開始時可能是找不到自己收藏起來的東西，而懷疑別人偷走了，後來可能會演變成有人侵入家中偷或搶的妄想，甚至出現聽覺及視覺方面的幻覺。

曾有一位患此症的老年婦女，連續幾天不敢閉眼睡覺，問她為什麼那麼恐懼不敢睡覺，她說有人會趁她睡著時把她的子宮摘走。她認為未生過小孩的子宮是非常高貴的藥材，而她未生過小孩，所以一定有人會來偷。有一位患此症的老先生在幻覺中看到敵人的飛機低空掃射及丟燃燒彈，便大聲喊叫要大家趕快逃命。

非攻擊性激動有：不停走動、一再重複同樣的話、一再穿衣（脫衣）、一再要離家（回家）、一再要求要吃飯、堅持收藏沒有用的東西。激動、攻擊行為及劇變反應以環境引發（Environmental contingencies）為主（87－98％），自發性的只占少數（2－13％）。多數發生於照顧者觸及病人，如身體接觸、換衣服、衛生照顧等（65－72％）；或是沒有身體接觸，只是教導病人執行某事務（22－26％）。

妄想或幻覺可能在阿茲海默型老年失智症之初期、中期或晚期出現。可用藥物改善妄想、幻覺、激動不安等情形；智力衰退可用抗失智劑減緩智力衰退。有些失智症者吃過飯了還吵著要吃，或明明住在自己家裡，卻天天吵著要回家。此種現象乃是上述能力衰退所造成，照顧者要了解這些現象是「症狀」，而不是被照顧者故意跟照顧者過不去。

照顧者要學習認識劇變反應之處理方法。當病人面對超過其能力所能處理的情境，可能會引發激動、攻擊等劇變反應。照顧者要了解病人之認知缺失，不要以口頭指示理解性失語症病人做事情；不要對失用症病人要求做複雜操作；不要對失認症病人要求做需要視覺指認的動作。此外，日落（Sundowning）現象乃是指失智症病人之行為及心理症狀在黃昏前後變得最不好的現象。有人認為此現象與白天小睡太多有關。但最近研究卻發現，有午睡時較不會有日落現象。

照顧那最需要人照顧的

〈羅馬書〉14章7至8節說：「沒有人只為自己活，也沒有人只為自己死；我們活著，是為主活，死了，是為主而死。所以，活也好，死也好，我們都是屬主的人。」基督徒既然是屬主的人，是為主而活，就要實踐耶穌所吩咐，照顧那最需要人照顧的「最弱小的弟兄」。

諾貝爾和平獎得主史懷哲醫生，半世紀在荒蕪的非洲蘭巴倫醫治當地居民；另一得獎者德蕾莎修女，也半世紀在印度加爾各答照顧痲瘋病人。他們真正跟隨耶穌的腳步，做到〈馬太福音〉25章35節所說：「我餓了，你們給我吃，渴了，你們給我喝；我流落異鄉，你們收留我；我赤身露體，你們給我穿；我害病，你們照顧我；我坐牢，你們來探望我。」

當很多拜訪者向他們表示崇敬及是否能在他們的事工上盡點心力時，史懷哲認為每個人都有他的「蘭巴倫」；德蕾沙說每個人都可在自己的家鄉發現「加爾各答」。秉持此種信念，不論你是醫護人員或是病患家屬，雖然照顧失智症的工作確實非常勞心、勞力，卻是你的「蘭巴倫」、你的「加爾各答」。

台灣推估將於二〇二五年邁入超高齡社會（六十五歲以上人口占總人口比率達20％），讓我們多一分用心，體會老年人心裡的害怕：「現在我老了，求你不要丟棄我；我衰弱了，求你不要撇下我。」（詩篇／聖詠71:8）高齡化是我們社會及家庭所需背負的十字架，它是不能推辭的，卻是大家可以一起合力承擔的。經此考驗，我們了解人的有限性及脆弱。透過照顧他們，我們學習耶穌照顧弱勢族群的模範及使命。

值得驕傲的工作：接生天國寶寶的助產士

我是精神科醫師，工作經驗中，失智症對家屬、親朋、專業人員都是很大的負擔。面對此負擔，照顧者的健康受到很大的挑戰。我常常想，嬰孩吃、喝、拉屎都不會自理，但大多數的父母做這些照顧工作時，都甘之如飴。不管嬰孩聽得懂、聽不懂，照顧者還會一面做一面說話逗嬰孩，說「你好可愛哦！」等類似的話。

嬰孩會長大，所以照顧嬰孩會帶來成就感。可是照顧失智老人，不但沒有成就感，還會越來越沮喪。嚴重失智症者會退化到吃、喝、拉屎都不會自理，其情況和嬰孩類似，但照顧者就不容易有照顧嬰孩的那種心情，以致影響照顧者的身心健康。

我們在照顧失智長者時，應抱持照顧嬰孩的那種心情，不管失智長者聽得懂或聽不懂，有沒有回應，我們發自內心的說出：「你是我親愛的阿嬤（阿公、阿母、阿爸……），我喜愛你。」失智老人不一定聽得懂，但他們仍能感受那種氣氛，而這樣做也有益於照顧者的身心健康。

從信仰靈性角度的觀點，照顧失智老人是在為他們做準備去面見上帝。照顧者等於是「接生天國寶寶的助產士」，是值得驕傲的工作。依此觀點，這個工作不再是個重擔。我們也無須害怕有一天老了得失智症怎麼辦，因為到那時候，我們會聽到照顧者對我們說：「你是我親愛的阿嬤（阿公、阿母、阿爸……任何你想得到也想對他說的人），我喜愛你。」

行孝要即時，愛要說出口；華人的害羞保守，從你我開始打破

有一年我去美國華盛頓特區拜訪多年沒見面的同學，他是耳鼻喉科醫師。閒聊中，他跟我講文化差異的故事。他說我們台灣人太過含蓄，常常「愛你在心口難開」。可是美國人天天把Honey、darling、I love you掛在嘴邊。有幾次夫妻一起到他的診所看病，一看太太鼻梁應該是被先生打歪的，先生在診間仍然Honey、darling、I love you說個不停。

相較於西方人熱情直接表達愛意，我們華人比較含蓄，常常是心裡有愛卻說不出口。其實適時直接說「我喜愛你」是表達親情的好方式。有一則故事提到一位寡婦花了多年的時間到工廠掙錢養家，回到家又要照顧四個孩子。後來她油盡燈枯，快死了。已成家立業的孩子們從各地趕回，聚集在她床邊，大兒子含淚對母親說：「媽，妳一直對我們那麼好，我們感謝妳，我們愛妳。」母親睜開眼說：「為什麼要等那麼久才告訴我，為什麼以前從來不說，等我要死時才讓我知道？」當我們心裡有那分情時，也要適時把它表達出來。孝順不能等，一定要即時。

我父親生病過世時，我們家九個兄弟姐妹中，最大的姐姐還在念師範學校第三年，最小的妹妹還沒進小學。我父親是當時日本佛教曹洞宗在台灣最主要的佈教師之一，佛教界為我父親辦了一場盛大的告別式之後，接著關心的是誰能接掌當時台中最大的佛堂「台中佛教會館」，少有人去關心那位帶著九個未成年子女的寡婦以後要如何過日子。其實對一位喪偶失去依靠的家庭主婦，有沒有盛大的告別式不太重要，她需要的是後續暖心的關懷。

就在那關鍵時刻，有一位住在附近的基督徒姐妹，很有勇氣與智慧的走進台中佛教會館關心我的母親。那位姐妹帶領我母親到教會，也常到我們家講聖經故事並教我們唱福音詩歌。在我母親陷入谷底的時候，這位姐妹所做的乃是傳遞上帝「妳是我親愛的女兒，我喜愛妳」的聲音。

願我們不只是常常對我們自己的親人說「你是我親愛的阿嬤（阿公、阿母、阿爸……），我喜愛你」，更能抓住機會，隨時傳達愛的信息，讓那些正處於困境的人，因你在他們身上所做的，獲得能量，繼續勇往向前。

階梯式的病情進展：多梗塞型失智症

汪教授因病退休了。約二十年前他在一次健康檢查時發現有高血壓，並開始接受治療。起初他還按時服藥。但時間久了，就常常忘了服藥，有時一個月下來，竟有一半的藥忘了服。雖然汪太太常叮嚀他要服藥，但他會告訴太太，即便不按時服藥，身體也不覺得有什麼不舒服，他以為不會有什麼嚴重後果。

最近四年他斷斷續續發生身體半邊沒有力氣、講話有點困難的狀況，雖然只持續幾小時或幾天便恢復正常，但後來家人發現，每發作一次，他的記憶力及表達能力就退步一些。約二年前，同事發現他在與人對話時，有時甚至一些很平常的字眼也會說不出來；學生也反應他講課有些困難，時常停頓，站在黑板前說不出一句話。

於是安排他住院檢查，腦部掃描發現有多次輕度中風，神經系統檢查也發現有異常，特別是屬於由大腦皮質所掌管的一些功能有缺失。這些發現正好能解釋他為什麼在與人對話或給學生上課時，會有語言表達方面的困難，這種困難給他帶來不少窘境。經醫生與家人多次會商後，決定辦理退休。醫生給他下的診斷是血管型失智症，或稱為多梗塞失智症。

老年失智症的病因很多，最常見的是阿茲海默型失智症，其次是血管型失智症。此兩型在病程上有顯著不同：阿茲海默型是逐漸發病，病情也是慢慢進展，所以家屬常常不太能確切地說出是什麼時候發病的；而血管型失智症的發病是突然發生，緊隨在中風之後，所以家屬能說出發病時間。

血管型失智症最早的名稱叫動脈硬化性失智症（arteriosclerotic dementia）。但有些個案病理解剖不見得有明顯動脈硬化，「多梗塞」（multi-infarct）反而是較普通常見的病理變化，因此改稱多發梗塞失智症。目前則以血管型失智症稱之，比較能涵蓋更廣層面的血管相關失智症。血管型失智症發病年齡多數在六十至七十歲之間，當然那些高血壓沒控制的人也可能在四十多歲就發病。男女性別差異不大，男性稍微多於女性。

而其病情進展是階梯式的，不像阿茲海默型那樣緩慢逐漸進展。在身體檢查及腦部掃描上，血管型失智症會有具體異常發現，而阿茲海默型除了到病的末期，不太可能有具體發現。血管型失智症多半是經一次又一次較輕度的腦血管梗塞後所造成，每一次血管梗塞，該血管負責輸送營養區的腦細胞就受傷害而萎縮。除了運動功能受損外，智力方面，每中風一次腦功能就下降一些，然後維持那種程度一段時日。等到下一次再中風，其智力又下降一些，故其智能的衰退是階梯式的。

常見的症狀除了記憶力變差（初期以近程事務之記憶缺失為主）外，尚包括肢體無力；語言發生困難，包括理解別人講的話及自己向別人表達雙方面的問題，常會呈現常用東西的名稱也說不出來的情況，神經學上把它叫做「命名失語症」；此外還會情緒控制不良而容易哭泣，醫學上稱之為「情緒失禁」。

預防醫學：今天不做，明天後悔

汪教授雖然知道自己屬於中風高危險群，卻還是很排斥健檢。他的觀念停留在老一輩人的想法，認為沒事就不要去醫院。如果沒事就真的沒事，一旦有事就是大事。導致血管型失智症最重要的危險因子是高血壓及糖尿病。就預防醫學的理念來說，做好高血壓的早期診斷及治療是最要緊工作。

臨床上此症病人常有高血壓病史，且控制不良，其周邊血管及視網膜血管常呈現硬化。但有些個案只是小血管梗塞而出現短暫輕微症狀，此種案例的真正發病時間往往被忽略，而要等到累積多次梗塞後才被發現。

許多人誤以為就算有高血壓，只要身體沒什麼不舒服，就不必治療。這是錯誤的想法，高血壓若不控制好，血管在高血壓的影響下，常年累積下來就會使血液不暢，最後發生中風。所以早期診斷固然重要，按照醫生指示服藥更重要。糖尿病人若未能把病情控制好，長久下來其腦血管也會產生變化，引起中風。糖尿病患若抽菸，則其發生中風的機會將大增。所以為了自己及別人的健康，戒菸及禁菸都應大力宣導推廣。

比起以前的人，現代網路資訊發達，想獲得任何知識，幾乎用手機就可以查到，因此可說社會裡每一位基督徒都領受上帝賜人類的醫學知識，知道有關預防或減少中風的知識。〈彼得前書〉（伯多祿前書）4章10節說：「既然每一個人都是上帝各樣恩賜的好管家，就要照著從上帝所領受的種種恩賜，彼此服事。」

因此，協助宣導此醫學觀念或在這方面參與實際的社區保健推廣工作，就是落實「照所得恩賜彼此服事」的具體表現。不論居於何種地位及職業，基督徒都從上帝領受恩賜，故應盡本分彼此服事。每個人都應對自己的身體擔負照顧的責任，是自己身體的管家。一旦發現有高血壓或糖尿病，就應好好規則治療，並力行禁菸或戒菸，以實踐上帝的吩咐，成為自己身體的好管家。

將破碎轉化為救贖與祝福

這天回診，汪教授問我：「我女兒快要結婚了，我還能牽她的手走紅毯嗎？」

我告訴教授：「放寬心，你的情況沒有那樣嚴重。」

每個人一生中都會經歷各式各樣的破碎、被擘開。也許是身體的破碎，也許是心靈的破碎。不論是哪一種，最後將一個人徹底擊垮的，是心靈的破碎。許多身體殘障者，他們最大的痛苦不是來自身體缺陷本身，而是隨之而來的心靈破碎。此破碎可能是外力（社會歧視）造成，也可能是自慚引發的。

我自己也有小孩，我也嫁過女兒，所以我很能體會汪教授的心境。養育小孩的過程中許多人都經歷過身心焦悴。父母可能要犧牲自己的時間、嗜好、計畫、美夢，就像守聖餐時牧師手上拿的聖餐餅被擘開了。這犧牲破碎的確是辛苦，但許多人經歷此破碎後，才發現自己更成熟了。此破碎使自己成長，也使小孩身心成長，這是父母的愛將破碎轉化為救贖與祝福。

幾個月後我接到汪教授邀請，參加他女兒的婚禮。經過這些日子，汪教授的情況又退步了一些，日常生活已幾乎無法自理。但當司儀宣布新娘入場時，大家都忍不住從座位站起來。

婚禮宴會廳的紅地毯相當長，汪教授雖然舉步維艱，卻還是一步一步，慢慢牽著女兒，走到台上。當他用顫抖的手，緩緩牽起女兒的手，輕輕交到新郎手中，我沒有看到破碎，我只看到一個充滿愛意的、不在乎別人怎麼看他行動不便的父親。在溫馨氣氛裡、在親友祝福中，所有人深深感動。

於是，我也上台祝賀這對新人：

創始成終的上主，我們為站在祢和眾人面前這一對新人的婚禮歡喜聚集。我們以感恩的心，為這一對新人祈禱。求主賜福，使這對新人手牽手走婚姻路。雖然路途必然會有風有雨，求主給他們有足夠力量，堅守今天所立的誓約。求主引領這對新人，使他們能彼此扶持，也互相扶持對方的家族、親人，及朋友，讓這對新人能一直生活在教會信仰團契裡。

求主賜福這個婚禮，就像迦拿（加納）的婚禮，因有耶穌的參與，使婚宴的歡樂不中斷。使所有與他們接觸的人，都讚嘆他們的婚姻越來越甘美，因為耶穌已改變他們，就像當年耶穌使平淡的水變成美酒。阿門！

多梗塞失智症的症狀

多梗塞失智症臨床症狀，除了神經學檢查可發現程度不等的徵候外，剛發生中風時，會有短暫意識不甚清楚及認知功能障礙，這些症狀及徵候會在短時間內起伏變動，然後逐漸穩定在某種程度的缺損。

每次中風惡化後，可能會有部分恢復。等到下一次再中風，症狀會再度惡化。如此繼續進行，使整個病程顯現階梯式進行（stepwise progressions）。運動方面呈現輕重不等的肌肉力量減弱（muscle weakness），肌腱反射過強（hyperreflexia），動作緩慢，步態異常（gait abnormalities）等。認知障礙也會發生，個性改變，憂鬱及情緒起伏不穩都可能出現。也可能出現妄想，尤其是顳頂葉（temporoparietal）腦區受波及時。從發病到死亡平均為五至七年。

第三章 一再復燃的傷痛——創傷後壓力症

災難發生，災難過去；
傷痛發生，傷痛痊癒。
但對於親身經歷的人，心中陰影有時不易抹去。

親身經歷，更不易抹去陰影

一九九九年九月二十一日凌晨一點多，住在南投縣的方太太正準備入睡，忽然一陣天搖地動，一切來得太突然，她驚嚇過度，無法言語。

不是惡夢，但一切都不同了。

第二天一大早，為了安全，她與全家人到屋外的茶園暫時躲避。心有餘悸，餘震又來，親眼目睹搖晃劇動，親耳聽聞狂風呼嘯，對她而言，真的就像地龍翻身。之後只要窗戶的玻璃稍微震動，她就害怕是地震又來了，尤其一個人在家時，那種恐懼感更強烈。她怕，很怕，非常怕自己逃不出去，死在家裡。

其實她自己也知道，有時玻璃窗震動是因為風大或附近有大卡車行駛引起的，但就是無法克制心裡的害怕。那一段日子，她也是常失眠，夜晚惡夢連連，夢到自己或家人被倒下來的房子埋了；夢到隔壁的房子倒了，壓壞自家住宅，也傷到自己家人。

災難發生，災難過去；傷痛發生，傷痛痊癒。但對於親身經歷的人，心中陰影有時不易抹去。

不止方太太。九二一大地震時，奉派去救災的士兵中，有人事後精神崩潰，忍不住一再回想救災當時的眼淚、哭聲、哀嚎，無法復原，不能自已。當然，很多士兵沒有受到影響，依然正常生活，這是因為每人對壓力事件的承受能力不同，包括：事件的特性、當事人的體質因素，以及當事人的社會心理因素。

面對突如其來的急性壓力事件，如果精神受創反應超過二十八天仍未復原，精神醫學上稱之為「創傷後壓力症」。而其原因除了像方太太所經歷的大災難外，也可包括嚴重意外事故、被綁架、被強暴或凌虐等；救難人員或目擊者，也可能罹患創傷後壓力症。

要診斷創傷後壓力症，首先是病人曾經歷或目睹創傷壓力事件。這些事件確實會造成對生命的嚴重威脅，甚或死亡；而且造成當事人當時有強烈的恐懼或無助感。此外，在事件之後，病人會出現三方面的症狀：

- **創傷事件再體驗：**包括此事件的痛苦回憶，一再於清醒中或惡夢中重現於腦海，並且引起強烈的情緒及生理反應，如心跳加快、呼吸困難、顫抖等。

- **過度警覺：**包括緊張、易怒、失眠等。
- **逃避及麻木：**包括努力逃避會引起創傷回憶的人物、話題、情景，對創傷事件的失憶，以及感覺與他人疏離等。

這三方面的症狀若在一個月內就消失，就稱為急性壓力症，若超過一個月才稱為創傷後壓力症。這些症狀會好好壞壞，因時間起伏不定，有時症狀還會比事件發生時的反應更嚴重。一般來說：

- 症狀快速出現，持續時間不超過三個月。
- 發病前社會適應良好。
- 有好的家庭社會支持力量者。

符合以上三點的人，復原的情況就比較樂觀。本案例的方太太就屬於此類病人，她三個月後便開始逐漸恢復。

做更多的事，看更多的人

同樣經歷九二一大地震，一位教友小嫒，當時才十六歲，正讀高一。十年後她在教會分享心路歷程，十分感人：

一九九九年九月二十一日，我失去了我生命中最珍愛的人——我的父親。當初我極度悲傷，什麼事都不能做，什麼人也不想見，什麼話都不想說。這樣持續了好長好長一段時間，當我看到媽媽和弟弟，才知道這對他們是不公平的。他們也受到失去親人的巨大傷痛，尤其我弟弟，小我六歲，也是在成長過程中，失去摯愛。如果我因為失去父親就把身邊一切全部拋棄，那我的家人算什麼？我母親和弟弟已經夠難過，還要承受我的悲傷、我的自暴自棄、我的怨天尤人，這對他們來說，是雙重傷害，這樣太不公平了。

從這一點再擴大去想，我的祖父母失去了兒子，極度悲傷。我又這樣一直沉溺在自己的痛苦裡，他們看了孫子這樣，一定更心疼、更不捨，又多一分難過，這又是雙重傷害。對我身邊的人來說，太不公平了。難道因為我父親消逝，我母親、弟弟、祖父母和所有親戚、朋友的愛，對我而言都沒有意義、都不存在了嗎？難道我的心只能放在父親身上，所以父親走了，我的心也不存在？我的心本來是放在其他很多人身上，為什麼突然看不見了？

從這裡，我把心打開。看身邊的人。看到更多的人，這些人除了要繼續維持自己原本的日常生活，還要多出一份心力關心我。所以，我應該趕快振作起來。做更多的事，看更多的人。

做更多的事，看更多的人——如果這樣想，無論受到多大創傷，再怎麼痛苦，應該都會活下去，也會更堅強。多想想家人，周遭很多關心你的朋友，替他們想。

轉移注意力是一個很有效的方法。一位醫師回憶他在彰化基督教醫院接受住院醫師訓練時，所經歷發人深省的故事：

當年他擔任住院醫師，輪到禮拜六值班，第二天一大早，他看到院長蘭大弼到病房來，他很好奇院長一大早來做什麼。後來他看到蘭院長拿了臉盆及毛巾，去為一位車禍兩腿癱瘓、剛住院的病人擦身體。因為那位病人的家屬還沒到醫院，蘭院長關心病人，也體貼禮拜天護理人員少，便自己不動聲色地去照顧那位躺在床上無法走動的病人。蘭院長真正學習耶穌柔和謙卑的心，在那病人面前「彎腰」，使病人痛苦的身心獲得安歇。相信蘭院長這樣實踐耶穌的教導，他自己也獲得心靈的平靜、安詳和愉悅。

醫學證實：通過饒恕，可以有效降低創傷再燃現象

每個人對壓力事件的承受能力不同。悲慟一來，怨天尤人，呼天搶地。一位三十歲男子，才新婚一年，妻子懷著孩子在九二一地震中喪生。他恨建商、恨老天爺、恨到最後不知道要恨誰，於是恨自己，甚至想結束自己的生命。

一個心靈受到嚴重創傷的人，是無法忘記那創傷事件的。因此，日後生活中的

蛛絲馬跡都會勾起創傷回憶，傷痛會再度燃起，嚴重時還需要看精神科。醫學證實創傷後壓力症這種傷痛一再復燃的情況，會降低人的免疫系統功能。但醫學也證實通過饒恕，可以有效降低創傷再燃現象。

耶穌在最困難、看起來似乎是被「人神共棄」地釘在十字架上時，說道：「父親哪，赦免他們，因為他們不曉得自己在做什麼。」耶穌所留下的這個典範，非常符合現代醫學的療傷止痛觀點。我們雖然無法忘記創傷事件，但我們可以選擇饒恕：原諒天災，原諒建商，原諒自己。

一九九三年十一月十一日，美國各大媒體大幅報導，芝加哥總主教——巴納丁（Joseph Bernadin）樞機主教曾對一位天主教神學生庫克（Stephen Cook）性侵。當天美國有線新聞電視網（CNN）一再報導，而且還預告將做專題，報導神職人員的性醜聞。巴納丁確信這是有人誣告，他想找出誣告他的人，當面溝通。他並不是要反告，而是認為對方一定受到誤導及利用。

後來證實，庫克果然是受一個催眠師誤導及一位有野心的神父所利用。巴納丁找到庫克時，庫克已染上愛滋病。巴納丁不但原諒庫克，並與庫克一起守聖餐，使庫克死前得到心靈的醫治。隔一年多，巴納丁得了胰臟癌，並在芝加哥羅耀拉大學癌症中心接受手術。由於全美國媒體都報導此消息，許多病患及家屬想認識巴納丁，他也盡可能以卡片回信。

手術後返家休養，但巴納丁還是需要繼續回醫院接受放射線治療。許多病患知道他要來醫院，就希望有機會與巴納丁見面，所以每次他都要花幾個小時與他們談話。其實他花在放射線治療所需要的時間只要十分鐘左右，因此他的醫生對他說，可以從另一個門直接進入治療室，就不會受干擾。可是巴納丁回答說，他要把擔任病患及家屬的神父工作擺在第一位，自己癌症病人的身分擺在第二位（A priest first, a patient second）。

一九九六年巴納丁癌症復發，與醫師詳細了解可能的情況後，他決定終止治療，要把剩餘的日子專心牧養癌症病人。他花許多時間探訪癌症病人，並且盡可能親自回信給向他請教的人，成為名副其實的癌症病人牧者。一九九六年冬天，他的病情惡化，知道將不久於人世，努力將他三年來的經歷與領悟寫下來，完成《逆境中得平安》（*A gift of peace*，中譯本由上智出版）這一本感人的書。巴納丁的信心醫治了他自己的靈命，也醫治了許許多多直接受他關懷及讀他那本書的人。

於是，選擇饒恕——饒恕天災奪去人命，饒恕人禍奪去人命，饒恕疾病奪去人命，饒恕傷害我們的人，不管他把我們傷得多重。越早開始操練饒恕，傷痛會好得越快。

可是，饒恕不是人的本性，所以基督徒要向上帝祈求，獲取力量來支持我們繼續操練饒恕的功課。我相信即便是非基督徒，也能找到自己的方法。然而，不管是什麼方法，都很不容易，因為：**饒恕，需要不斷練習**。

為什麼這一點在處理情緒上的傷痕特別重要？

人類的憤怒是從大腦發出的一種強有力的情緒。當悲傷是起因於憤怒，當悲傷是轉化自憤怒，當憤怒又無法對外宣洩時，憤怒只好對內轉向自己，這是鬱症形成的一種學說。因無法釋懷而憤怒，心帶苦毒。

這種痛苦的經歷是無法忘掉的，人類大腦有負責控制與製造情緒的中樞，憤怒中樞的運作基本上跟其他生物沒什麼差別，是一種領域感的機制，也就是對「地盤」被侵犯的一種情緒反應。但人類的領域感除了地理上的領域外，尚有相當複雜的心理上的領域。由於人類領域感相當複雜且多樣，憤怒中樞就常常沒有安寧的時刻，而且往往在不該發作的時候發作。

台灣白色恐怖時期發生的澎湖事件，一位忠貞愛國的國民黨籍山東聯合中學校長張敏之，聽從教育部的指示，辛辛苦苦從山東帶了數千名學生坐軍艦撤退到台灣念書，卻被轉運到澎湖，然後被強迫當兵。張校長為學生請命提出抗議，就這樣被冠上匪諜罪名槍決。

校長夫人王培五女士帶著六名子女，在偏遠地區當英文教師來維持家計。不論她到哪裡教書，人事資料都註記「匪妻」兩字。五十年後澎湖事件獲得平反，我才知道張校長的最小女兒是我醫學院的同班同學。

有一次陽明醫學院的創院院長韓偉去美國佈道，王培五女士將她的遭遇告訴韓偉，並對他說：「我始終在主耶穌面前，不能完全寬恕當年害死我先生的那批人，你說我該怎麼辦？」韓偉對她說：「姐妹，我們的主是能饒恕人的，但是妳這件事實在太悲慘了，我不能對妳講大道理，妳自己去對主申訴吧！」她用心讀聖經，慢慢領悟上帝的寬容之意，才漸漸放下，最後完全釋懷。

其實，我饒恕別人時，可以確定第一個受惠者是我自己。饒恕是耶穌對我們的吩咐，又是利己利人的事，我們應該全力遵行。因為只有做到從內心真正饒恕對方，才能克服苦毒。饒恕乃是使自己從被苦毒、被轄制、被囚禁的狀態得到釋放。

耶穌基督降世為人，就是上帝要饒恕人類的具體呈現，耶穌教導門徒「饒恕人要七十個七次」，也就是說要一直操練饒恕的功課，直到成為完全發自內心的地步。耶穌教導門徒禱告的〈主禱文〉（天主經）也強調饒恕的重要，〈馬太福音〉6章12節說：「饒恕我們對你的虧負，正如我們饒恕了虧負我們的人。」

七十個七次

一般人會說「等我傷口好一點，再去操練饒恕的功課」。耶穌的典範是，還在劇痛時就開始饒恕。要做到真正從內心饒恕，並非一蹴可幾，需要有恆心去操練。所以當彼得問耶穌需要饒恕別人多少次時，耶穌才會跟彼得說要饒恕七十個七次。

兼顧三層面，面對創傷後五個階段

周太太得知她的朋友感染SARS（Severe Acute Respiratory Syndrome，嚴重急性呼吸道症候群），非常害怕。她不敢看報紙看電視，也禁止家人買報紙看新聞；她絕口不提SARS，也不願意人家在她面前提起SARS；她不願知道哪個朋友染病，也不打電話關心，更不想知道染病之後的症狀；她甚至不接電話，因為她很怕又聽到任何一位她認識的人染病。

她越來越害怕，隨之而來的是焦躁，且越來越頻繁。一方面，她急於想知道病情有沒有蔓延，如果擴散，最嚴重的是哪個縣市；也想知道朋友是否無恙，有沒有認識的人染病；更想知道相關單位是否已經掌握預防疫苗或治癒方法。但另一方面，她又不敢接受太多資訊，怕增加心理負擔。

她越來越焦躁，隨之而來的是失眠。白天她雖然還能去上班，卻無法靜下心來做事。心裡老是往壞的方面想，而且容易受驚嚇。一到晚上，她更加痛苦。SARS開始被報導時，她偶爾也會因擔心而睡不好覺。隨著媒體一再報導疫情，現在她不但難以入眠，還常常夢到自己染了SARS，生命垂危而驚醒，最後幾乎完全無法入睡。

伴隨失眠的是體重明顯減輕，因為她完全沒有胃口，而且情況越來越嚴重，覺得自己撐不下去，要崩潰了。她原本是很會照顧自己、安慰別人的人，現在卻變得心神不寧，別說安慰別人，連自己也顧不了。她一直追問：「為什麼會變成這樣？為什麼！」在日常生活中，只要獨處，她就顯得非常不安；即便有家人陪伴，她也容易哭泣。

創傷後壓力症是因經歷（或目睹）自然或人為災難、戰亂、暴力、嚴重意外、凶殺或死亡而產生的巨大心理創傷。在急性期過後，若沒有適當施行危機處理，會逐漸產生延遲反應。通常在事件發生後會有一段數週到數月的潛伏期，典型症狀是一方面持續一種心理麻木與情緒遲鈍的狀態：與人疏離，對環境沒有反應，缺乏樂趣，逃避會憶起創傷的種種情境與活動；另一方面會反覆閃現創傷情境的記憶與夢魘，對與當時情境類似的訊息特別敏感，而觸發驚慌與恐懼反應。★

治療方面，要生物、個人心理、團體社會三層面兼顧：

- **生物面：**以藥物治療為主，最常用的藥是抗鬱藥，特別是後期開發的選擇性血清素再吸收抑制藥（SSRI）。抗焦慮藥則用於改善創傷後壓力症的失眠及焦躁。治療初期抗鬱藥與抗焦慮藥並用，後期則可只用抗鬱藥維持。
- **個人心理面：**一是協助病人以適當方式面對創傷後壓力症心路歷程所常見的五個典型階段：哭喊期、否認期、侵擾期、接納期、完成期。評估病人所處的症狀期，給予個別化適當的處置，適時給予支持、教育，促使病人討論及接受此創傷經驗，使其能逐漸回復較平穩的情緒狀態。二是運用認知探討方式進行個別心理治療，鼓勵病人回想及抒發創傷經驗的情緒感受，協助其克服對創傷事件之否認。
- **社會群體治療方面：**可以分享眾人的創傷經驗，並獲得團體成員間的互相支持。

★此類病人常常在睡覺中，重複夢到又回到受創傷時的情境而驚醒，因此無法睡好。

為了你們的緣故，我更該活下去

災難永遠來得太快，饒恕從來就不容易。由以上地震與SARS例子看來，天災奪去生命，似乎是難以預測也難以躲過。要超越死亡，必須先面對死亡。對基督徒來說，死亡不是結束，是另一段生命的啟程。我們究竟該如何持平看待生與死這兩段生命？

死的開頭是生，生的結尾是死，活著的時候承受痛苦，但基督徒相信再苦的日子也有上帝的用意與美好的安排，即苦難是一種「包裝的祝福」。保羅（保祿）說：「因為對我來說，我活著，是為基督；死了，更有收穫！可是，如果我活著能夠多做些有益的工作，那我就不曉得該怎樣選擇了。我處在兩難之間。我很願意離開這世界，去跟基督在一起，那是再好沒有了。可是，為了你們的緣故，我更該活下去。」（腓立比書／斐理伯書1:21至24）

保羅講的那些話，也適用於絕症末期或處於極度困境的基督徒身上。即便是非基督徒，也能深切體會到「為了你們的緣故，我更該活下去」的現世意義與能量價值。

近年出版不少勵志小品文的基督徒作家施以諾，以他父親施達雄牧師的經歷見證此信仰：

施達雄牧師因身體不好，必須靠呼吸器維生，此情況使施牧師情緒低落到無法禱告、看書。有一份資料描述此種病人很容易變成一個只能「等吃」、「等睡」、「等死」的「三等病人」。施牧師看了此資料，心裡難過，難道上天留他繼續活在這世界，就是等吃、等睡、等死嗎？

雖然必須靠呼吸器，但施牧師相信，上帝讓他繼續活著，必然有其理由。因此他向上帝祈求，求上帝繼續使用他，成為「等候」上帝聲音的「一等病人」。於是他開始恢復禱告、讀聖經的生活，並把所讀的心得寫下來，透過網路與教會裡的人們分享。後來那些文章集結成書，《老牧人與你談心》和《在六樓牧羊》這兩本書，就是由戴著呼吸器的病人寫出來的。★

★基督教橄欖文化事業基金會發行，前者二〇〇六年、後者二〇〇八年出版。

以靈命修補生命、延續生命

然而，對於倖存於災難的人來說，明天也許更不容易。

二二八事件中，花蓮縣鳳林鄉張七郎醫師父子三人在同一天慘遭殺害。張醫師夫人找到受盡凌虐、丟在荒郊的屍體，帶回家。她的媳婦張玉蟬女士在四十多年後做見證：

第二天，天還沒亮，一輛牛車載著三具滿是泥汙的屍體出現時，我的眼前一片黑暗，那種悲傷、痛苦，實在不是用任何話所能形容的……看到這景況的人，不僅眼睛流淚，就連膝蓋也會哭泣啊！那時，我開始懷疑上帝，我對阿嫂說：今天有上帝嗎？上帝在哪裡？若有上帝，怎麼會讓我們遭受這麼大的災難！

她繼續見證說：

我的母親面對這麼大的災難，卻沒有對上帝產生絲毫懷疑，也沒有一聲咒罵。她強忍痛苦與悲哀，處理眼前的一切困難。她用眼淚洗清他們三人的屍體，她用雙手抱他們入棺，親自將他們埋葬。

辦完喪事，親友都回去了。她終於放聲大哭：「父啊——我怕！父啊——我怕！」她跪下來大聲祈禱：「父啊！上帝啊！在我軟弱的時候扶持我、幫助我，賜給我力量，讓我能夠維持這破碎的家庭！」從那天起，每晚，母親帶領我們做家庭禮拜。

張七郎夫人所遭遇的是多麼大的創傷啊！但她以堅強的信心和祈禱，將滿腔的悲苦哀傷向上帝申訴。她使全家人保持信仰，也靠自己雙手耕種，養活全家，讓子孫受教育，並出國留學深造。對需要幫助的人，不分台灣人或外省人，她從不推辭。張七郎夫人憑著信心，走過死蔭的幽谷，見證上帝必伴隨信他的人勝過世上的苦難。

然而，死亡是避不開的。古羅馬哲學家西賽羅（Cicero）曾說：「所有哲學家談的只有一件事：死亡。」歐洲有一個修道院，裡面的人早上第一次見面打招呼時會說：「有一天你會死。」人一出生，不論壽命長短，都是朝向死亡發展。因此許多人忌諱談論死亡，對死亡的恐懼普遍存在於世界各民族。例如華人社會對死亡的忌諱也很多，我們常看到醫院樓層或旅館客房的編號刻意避開「四」；餐廳服務人員在報顧客人數時，以「三加一」代替「四」。

如果把死亡看成缺陷，怎樣看待這個缺陷？又要拿什麼修補這個缺陷？

多年前我住的房屋重新整修完成時，油漆匠留給我們一桶油漆，以便需要時修補之用。這些年來有好幾次，牆壁這裡掉漆或那裡磨損，我就加以修補。在醫院，我以醫師身分修補人們的身體；在平時，我以基督徒角色扮演「心靈油漆匠」，修補心靈傷痕。

基督徒見面的問候語是「平安」。現今世代，有人處心積慮，貪婪地想賺得全世界，卻喪失了靈命，帶來動亂不安。處於這個世代，「平安」就顯得格外珍貴。例如：金融風暴使不少人覺得股票、現金都可能一夕貶值，比不上房屋不動產的可靠，於是拼命炒作房地產。用心計較，追求財富名利，汲汲營營又如何？這一切都帶不走，比不上內心平安可靠。

身體的疾病或許容易修補，心靈的創傷卻難以癒合。「平安」是主耶穌應許給信靠祂的人的禮物，是一種上帝所賜的「心靈不動產」。不論是健康或生病；成功或失敗，主的平安不是環境或世人能奪走的。歷代忠誠的基督徒都一再見證此言的真實可信。

耶穌基督的死與復活

基督教聖經談到死亡時說：「到了時候，人人必有一死，死後有上帝的審判。」（希伯來書9:27）基督教信仰通過相信耶穌基督的死與復活，確立永生的信仰。就如基督教初期最有名的傳道人保羅所說：「死亡被消滅了；勝利已經達成了！死亡啊！你的勝利在哪裡？死亡啊！你的毒刺在哪裡？」（哥林多前書／格林多前書15:54至55）

眼淚從憂傷轉入感恩，回到那永久的家

當災難降臨，不論是親身經歷或目睹，一個人能否像〈詩篇〉84篇7節所說的「越走越有力氣」，就要身旁的親人或朋友共同扶持，一起度過難關。在悲傷的時刻牽起需要幫助的手，聚集在一起；在周遭親友的支持下，抒發感受，釋放痛苦，憑信心面對苦難。23篇4節說：「縱使走過陰森山谷，我也不怕災害；因為你與我同在，你用杖領我，用棍護我。」這種「與我同行」的陪伴和同理心，正是撫平傷痛、遺忘創傷事件的重要關鍵。

或許因惜別而傷心流淚，但更要為曾經擁有這位親愛的人而心懷感謝。因此，記住他最美好的一面，紀念他與我們一起渡過的時光，也使我們在以後的生活中將他的美德融入我們的言行舉止，只留美好回憶。

如果我們與他之間曾經有過節或不愉快，讓一切隨風而逝，使我們不再受綑綁於過去。也讓我們增加信心，確信：今天我們在此不捨地送他乘船離開此岸，在彼岸正有人等待船進港，迎接他抵達。因此，我們不是失去他，乃是盼望要在那新天

新地再次相聚。

以下是我在東門教會一場告別式上的祈禱詞，傳達了上述的這種心態，在此分享：

創造宇宙萬物的上主，今天下午我們聚集在台北東門教會，是為了追思告別此次空難離開我們的這一對兄妹。我們哀傷痛苦，捨不得他們兩人就這樣離開我們。這突然發生的災難，使我們免不了在心中有許多疑問，我們禁不住要問，為什麼在他們兄妹身上發生這種事情？

雖然有這些無法了解的事，但從基督徒的信仰，我們確信在苦難中，上主祢必定會安慰確信祢的人。就像二千年前耶穌慘死在十字架上時，上主祢親自撫平馬利亞的哀傷一樣，我們在此懇切祈求上主的力量支持、安慰喪家。我們在哀傷中追思，回憶他們兩人在世上的日子，他們在工作場所、家居生活，以及與親朋好友相處的日子。我們以感恩的心謝謝上主，祢使我們有過與他們兩人一起歡喜快樂，或是緊張流淚的日子。讓我們在上主面前說：我們不在乎天長地久，只在乎曾經擁有他們做我們的親人、朋友。

聖經教導我們，在世上每一個人都是寄居的旅客，我們都朝著指向上主的方向走，因為我們都要回到那永久的家，就是有上主同在的天家。求主使我們經歷此事件，通過今天的追思告別禮拜，我們更堅定信心，確信世上雖有苦難，但我們可放心，因為幫助我們的主已勝過這一切苦難，也要使信祂的人獲得同樣的力量。通過喪禮，使我們的眼淚從憂傷轉入感恩。

我們一切的懇求是奉主耶穌基督的名。阿門！

對哀傷家屬的信仰輔導

對於悲傷情緒，無須強忍壓抑，適時適切宣洩憂傷之情，不忘從信仰支取力量，提醒自己「上主賞賜的，上主又收回」。〈約伯記〉2章12至13節敘述約伯的三個朋友來看他，這三位朋友看到約伯的景況時的反應是「放聲大哭，悲傷地撕裂了自己的衣服，又向空中，向自己頭上撒灰塵。然後他們跟約伯坐在地上，七天七夜不說一句話，因為他們看見約伯的痛苦那麼深重」。這三位朋友所做的，非常符合現代哀傷輔導所強調的「陪伴」及「同理心」原則。

〈約翰福音〉11章記載耶穌的好朋友拉撒路死了，耶穌去他家看他的兩個姐姐的經過。耶穌看到馬大和馬利亞兩姐妹在哭，於是「耶穌哭了」（11:35）。耶穌是「跟哭泣的人同哭泣」（羅馬書12:15）。除了與她們同哭泣，還向她們見證說：「我就是復活，就是生命。信我的人，雖然死了，仍然要活著。」（約翰福音11:25）說了這些話後，38至44節記載耶穌使拉撒路復活。

從上面兩段經文，可點出對哀傷家屬的信仰輔導，包括：

- **陪伴：**與哀傷家屬作伴。
- **一起哀傷：**以同理心與哀傷家屬同哭泣，使哀傷家屬及安慰者適時適切宣洩憂傷之情。
- **存盼望：**使哀傷家屬再確立復活的信仰，心存盼望將來會再相聚。
- **活在心中：**與哀傷家屬回顧死者的信仰優點，使死者重新活在家人心中。

基督教信仰視死亡為通往更豐盛、榮耀生命的得勝通道；死亡是通向永恆的途徑。有名的聖法蘭西斯禱告文說：「在迎接死亡時，我們便進入永生。」（It is in dying that we are born to eternal life）所以我們可以視死亡為朋友而非敵人，所謂「死亡」乃是生命旅程的轉繼點；「死亡」不是結束，而是進入更美的家鄉「天堂」的入口、起點。

最後，我以〈從我的視線中消失〉這一首詩來作為本章的結束。本詩是路德・比徹牧師（Rev. Luther F. Beecher, 1813-1903）所作，收錄在《從我的視線中消失：垂死的經歷》（*Gone from My Sight: The Dying Experience*）這本藍皮小冊子。該書自一九八五年印刷，持續銷售超過三千五百萬冊。臨終關懷和家庭健康機構分發這本小冊子，以教育臨終關懷患者的家人。本詩以基督教信仰背景為基礎而寫，常被用來撫慰哀傷家屬，也經常在葬禮和追悼會上朗誦。摘譯如下：

我佇立岸邊，一艘帆船在清晨微風中緩緩駛過，航向大洋，
那是美的形象，那是生命。我看著它消失在地平線外，

身邊有人說：「已經走了。」「要到何處去？」
只不過離開了我的視線，它的主桅仍高高在望，
承受載重，航向目的。
它只駛出了我的視野，而非消失，
此時此刻，我身邊的人是可以說：「它走了。」
但將會有其他的人在地平線的另一端看它出現，
會看著它歡呼起來：「它來了！」

放手交託給主

我們再看看聖經怎麼講生死。聖經中只有少數人，像以諾（哈諾客）、以利亞（厄里亞）是沒有死就被上帝接走，其他的人都死了，亞伯拉罕（亞巴郎）、大衛王也都死了。那麼我們為什麼還那麼強調身體的病得醫治呢？

〈哥林多後書〉（格林多後書）4章16節說：「因此，我們從不灰心。雖然

我們外在的軀體漸漸衰敗，我們內在的生命卻日日更新。」這裡強調的是內在生命的日日更新，也就是靈命的增長、強壯。肉體終有毀壞的一天，但靈魂可以得救。主耶穌二千年前已經告訴我們「罪得赦免」比「身體的病好了」更重要。

〈約翰福音〉16章33節說：「在世上，你們有苦難；但是你們要勇敢，我已經勝過了世界！」苦難當然包括生病。靠主耶穌的幫助，我們能面對生病帶來的痛苦，這才是醫治的最佳見證。基督信仰使我們了解人的有限性。面對生命歷程中生與死的壓力，與上帝成為夥伴關係，盡人的責任，學習不強求，並放手交託。

第四章

想要完美錯了嗎？——強迫症

做事認真負責是好事，
但過度強調、刻意完美，則會產生壓力及挫折。
現實生活中，有很多情況無法如我們所預期。

先有強迫思想，才有強迫行為

阿仁是一位在郵局工作的優秀青年，每天起床後，總是動作敏捷地整理自己的臥室、梳洗、吃早餐，然後愉快地出發。他喜歡在送郵件的途中哼著聖詩，做一位快樂的郵差。同事都稱讚他工作勤奮、有責任心。

可是最近他變了，變得害怕去上班。原來是因為幾個月前他不小心掉了信件，剛好被路人即時發現，他覺得很沒面子，很不應該，竟然發生此種疏忽，因此相當自責。

他自責了一段時間，心態又有其它變化。剛開始時，他只是偶爾擔心是否會不小心又把信件弄丟，逐漸地有一種奇怪的念頭出現：他擔心自己會「故意」把整袋信件丟棄。他明知這是很荒謬不合理的，但它卻整天盤踞在他的腦子裡，揮之不去。他曾試著用各種方法抑制此念頭，但壓下去，又冒出來，似乎沒完沒了，永無止境。

現在他早上醒來後會賴在床上，似乎在拖延時間不想出門；就算上班，工作時也不再有歌聲，整天愁眉苦臉，很勉強地送信件。每送一戶，就把全部信件清點一次，一絲不苟，鉅細靡遺。

阿仁一直擔心自己會再弄丟郵件，這是強迫性思想；而為了避免弄丟郵件，每送一戶，就把全部信件清點一次，這是強迫性行為。行為是思想的產物；因此，強迫性思想常會導致強迫性行為。

做事認真負責、規規矩矩的阿仁，對自己過去只有一次不小心弄丟郵件充滿了罪惡感。在潛意識裡，他很自責，覺得自己粗心大意，認為後果嚴重，所以一再擔心自己若再犯，會引起更大罪惡、更嚴重後果。心理壓力很大，更讓他無法發揮正常表現。

除了自己的工作，他對同事的生活習慣也有些不以為然。有幾位同事原子筆用完沒有立刻套上筆蓋，他認為很需要改進。據他研究，蓋上筆蓋的原子筆使用壽命約比不蓋上筆蓋的原子筆多百分之十七至二十一。雖然此成果尚未發表，也未告知原子筆製造商，但他看到沒有隨手蓋上筆蓋的同事，還是很想停下手邊工作，站起來，離開座位，走過去，幫他蓋上，最後給他一個微笑，藉此希望同事養成用完隨蓋的好習慣。

此外，少數同事垃圾分類還是沒有完全做到，紙類竟然有人投到塑膠類。有些紙只印一面，另一面為何不用？白白丟棄，實在可惜。他認為浪費紙張的人下輩子可能投胎變成樹——被人砍。

除了自己和同事，他對工作環境也有一些要求。就拿清潔人員來說好了，抹布用完沒有洗就晾；而所謂的「晾」也只是扭成一團擺著，沒有攤開；就算攤開，四角沒有拉襯；就算攤開，他也會懷疑沒洗乾淨，自己用之前又再洗一次。

而郵局裡的志工，他也有意見。拿引導民眾排隊來說，他認為志工引導缺乏效率。改進之道是志工先抽好號碼牌，再給進郵局的人，這樣就不會一群人擠在一起，白白浪費等待時間；此外，若是下雨，郵局外面的傘架，他請志工依照雨傘長短依次排好，不可長短參差錯落，更不可東倒西歪。志工若有疏忽，他會親自把傘排整齊。

還有就是郵票。只要看到民眾寄掛號信沒把郵票貼正，他很想撕下來重貼，一定要把郵票貼在信封上那個方方正正的四方形記號內。

為什麼會有強迫症？是哪裡出了問題？偶爾有潔癖或是講究整齊，有加分作用，大家歡喜。但若是矯枉過正，引起他人不便，搞得自己痛苦，那又何必？

行為由思想而來，思想受腦控制，身體中最重要且奇妙的器官是腦，它是各種器官的最高指揮中心，也掌管思想、行為及喜怒哀樂。人類因有管理、發明、求真善美等特質，才使人在各種生物中別具一格。這種接近神性的特質也是由腦這個器官所掌管，我們若承認腦是身體的一種器官，就必須接受腦功能不正常時所呈現的精神困擾。

〈哥林多前書〉12章12節說：「基督就像一個身體，有許多肢體；雖然身體有許多肢體，到底還是一個身體。」一個完整的身體不單指解剖學上的硬體結構，也包括各個器官的功能，而其是否能連結起來的關鍵，在於腦功能的正常與否。當身體某個器官出毛病或功能不正常時，我們就說某個器官有病了，例如：腸功能不正常，蠕動太快就會腹瀉，蠕動太慢就便秘；腦功能不正常，就出現精神障礙或疾病。

長久以來，許多人習慣把人分成身體、精神（魂）及靈三部分。在此種分法下，身體乃指肌肉、骨骼、皮膚、眼及耳等感覺器官以及各種內臟等；精神則指人的思想、喜怒哀樂及各種行為；而靈則指人最接近神性的那份特質。這種分法是沒有醫學根據的。我們知道身體的每一種器官都有它特殊的功能，例如：心臟血管負責輸送血液，肺擔負吸氣、呼氣的工作，腸胃負責食物的運送及吸收營養。所以從醫學的觀點來說，身體、精神及靈應該是三位一體，無法分割而各自獨立存在。

接納別人的不完美就等於接受自己的不完美；苛求自己也苛求別人，結果只會失去寬容心，也失去愛心

多年來，我在醫療工作看到的強迫思想，從無意義的一個單字、一句話、一小段音樂到淫念、殺人、放火等各類壞事念頭都有。有的雖然不合理，但還稍能理解，例如阿仁的例子在醫院的工作人員身上也曾見。

有些個案則難以理解。例如一位虔誠的信徒小李，在教會熱心服事，當主日學老師。可是最近他變了，害怕去教會。以前星期天是他最喜歡的日子，他有很多話要跟主日學學生分享，他盼望跟許多一週未見面的主內會友打招呼、聊天，但現在他覺得沒辦法再教主日學，禮拜結束後就趕快離開。

更令他害怕難過的是揮之不去的怪念頭：在學生面前說出難聽的髒話。小李說：「我不想去教會，我不想去任何會讓我感到不安的地方。有些話我感覺好像一直要說出口，但更強烈的感覺是我絕對不能說出口。因為那是難聽的、冒犯的、不雅又骯髒的。這想法確實是強迫的，而且一到教會，我就開始不安。我根本就不想回到讓我不安的那些地方，如果回去，我會死；因為我一到教會，就會說出髒話。我明白不去教會很可笑，在教會說髒話當場羞愧而死更可笑。」

他心裡也知道，以他的修養、他所受的教育、他的道德約束力，是不太可能做出這麼丟臉的壞事情，但這些念頭出現得太頻繁，萬一克制不住豈不就完了？這痛苦使他失眠、心情低落，失去往日活潑快樂的生活。

小李擔心可能會在教會說出淫穢言語，幸好此種荒誕的強迫念頭都止於思想，而不至有行為，但對當事人卻已造成極大的精神壓力。他又說：「我好像被強迫，不，我確定，非常確定我是被強迫了，因為我覺得冥冥之中一直有股力量在強迫我。我有時想好好睡個覺，好好休息一下，就算不能忘掉被迫的事，也讓自己放鬆，但就是做不到。那股看不見的力量很強大，逼著我，強迫我胡思亂想。大腦好像煮沸的開水，一直沸騰。我根本沒辦法控制自己，被強迫逼著。嚴重就在這裡，如果只是想一想也就罷了，也許我做些別的事，讓自己忙起來，勉強還能夠忍受。但那強迫思想讓我一再去想那件事，真要命！我根本不能入睡。」

強迫症主要的表現障礙為反覆出現強迫思想或動作。強迫思想可以是一種意念（idea）、心象（image）或衝動（impulse），刻板而不由自主地一再出現於腦中。內容可能是暴力的、猥褻的，或是荒謬無意義的。患者也覺得無聊、不合理而努力抗拒，卻不容易成功。一旦抗拒強迫思想失敗，有不少患者會延伸出強迫動作（compulsive act）。這種強迫動作或儀式性行為（rituals）往往來自患者為預防「想像的」不幸，或是為了去除焦慮。患者雖已自覺荒謬無意義，但又難以抗拒。

上面所舉的郵差阿仁，他苛求自己要達到完美，不肯原諒自己的小過失；小李的例子則說明了擔心在工作上做出見不得人之事的強迫症，最後可能因一再出現的念頭而崩潰。

對強迫症患者來說，觀念轉換尤其重要。有時候轉個彎，生活會有意想不到的收穫。

在社會生活中，有些熱心事奉又具有強迫性格的人，常無法接受自己及別人的缺點，所以苛求自己也苛求別人，結果失去寬容心，也失去愛心。這些人雖不是強迫症的病患，卻可能失去和睦及喜樂。耶穌知道我們是不完美的人，生活在這不完美的世界，並且在我們仍然是不完美的人時，就已接納並拯救我們。苛求完美而不肯原諒自己或別人的人，應該想一想，你究竟是什麼人，竟敢不原諒耶穌已原諒並接納的人？

不苛求自己

耶穌期許跟隨他的基督徒要做光、做鹽，但耶穌並沒有苛求跟隨他的人要達到完美的標準，他只希望基督徒量力而為。所以耶穌在〈馬太福音〉25章及〈路加福音〉19章對門徒講僕人和銀子的比喻時，並沒有說賺最多的才是好僕人，而是對每一個盡力而為的人都同樣說：「很好，你這又好又可靠的僕人！」可惜，很多虔誠的基督徒沒有聽懂這個比喻，苛求自己要超人一等，結果弄得自己喘不過氣來。

缺乏彈性會有斷裂危機，降低期望則能避免崩潰

余太太出門買菜，走到一半，忽然想起：「瓦斯是不是忘了關？」一般情況，當此種念頭出現時，我們會仔細回想一下，確定是否已關好，若無法確定，最多再去檢查一遍就會放心。但是，余太太特別回家檢查，檢查之後，繼續買菜。買完魚，又覺得自己還需要再檢查一次；買完肉，認為必須回家好好檢查；買完水果，只想趕緊回家徹底再檢查一次。

這是屬於強迫症狀：雖然知道已關好，但「瓦斯可能沒關好」的念頭仍會再出現，到後來可能變成一再重複去檢查。不少強迫症的病患為了無法克制此種不必要

的思想或行為重複出現，會變得沮喪自責，甚至出現嚴重的憂鬱症。

余太太說：「我這樣算不算瘋了？也許我的個性屬於比較謹慎那種，但我表現出來的行動算是強迫行為？我會一直去想，不斷產生的念頭，導致我去做不想做的事，這好像已經成為我的行為模式，常常出現，一再循環。而且我總是覺得缺乏安全感，至於到底是哪裡不安，我也說不上來。雖然沒有嚴重到失眠，但我的精神已被這些強迫念頭弄得很衰弱，對生活也開始產生憂慮。我相信以現代醫學的進步，一定可以治療。只是，會不會不太好治？或是，要很久才治得好？我知道雖然我沒有精神錯亂，但強迫念頭越來越強，也越來越頻繁，如果再不積極治療，說不定還會冒出別種強迫念頭。」

後來真的冒出了。余太太離家後總是擔心自己有沒有把大門鎖上，不得不回家檢查。所以她不能度假，因為總是擔心門鎖問題。每當家人玩得正開心，她就會問：「你有看到我把門鎖好了嗎？」人在外面，心在家裡，弄得跟她一起外出的家人也很煩惱，原本想好好度假，也泡湯了。

更讓余太太煩惱的是她好像不能開車了。這天她從公司開回家，在一處轉彎後，突然腦中念頭一閃：「糟糕！剛剛我好像擦撞路邊一輛小貨車，把對方的後視鏡撞掉了。」她知道這是強迫念頭又上心頭，於是想：「不會，如果我真的把後視鏡撞掉了，我一定會有碰撞的感覺，或是聽到聲音。」於是她又繼續開車，很努力地試圖把強迫念頭壓下去。

可是，她就是無法將這樣的強迫念頭從心中趕走，總是想起，一再想起。她想到小貨車一旦沒有後視鏡，會不會發生車禍？如果真的是她撞壞，小貨車司機還要花錢修理；如果駕駛員沒注意後照鏡壞了就上路，會不會被警察罰款？如果不是駕駛員的車，還要被貨運行老闆扣錢或責罵。

到家後，余太太把車停好，還在想：「會不會有路人看到是我撞的，記下我的車牌？」又想：「我這樣算不算肇事逃逸？警察來了我該如何解釋？」她終於再也忍不住，拿起車鑰匙出門，沿原路慢慢開回去，仔細看看路邊有沒有缺了後視鏡的貨車，她才放心。

不能度假、不能開車，菜還是要買。余太太到傳統市場買豬肉，她親自挑選，以手試試肉是否有彈性，終於挑到新鮮滿意的。但回家後卻一再洗手，明明洗過了，卻一洗再洗；明明洗乾淨了，還是一洗再洗。

她解釋：「前幾天我鄰居生病了，我才想到，是我在菜市場挑豬肉以後摸到她，她才生病。我明明將手洗了，摸到鄰居，鄰居還是生病了。我一再洗手，是為了避免汙染，因為不洗手就會害別人生病。害別人生病，這也算是一種罪吧？所以我也在洗清自己可能造成的罪惡。我若不洗，一想到別人被我摸到會生病，在某種程度來說，我等於是犯罪，一想到我可能無意間犯罪，我就很焦慮；我越焦慮，就越想去洗手。」

強迫症患者中，有相當多的人具有所謂強迫性格的特質，此種性格的特點包括強調是非黑白而缺少彈性。基本上，做事認真負責是好事，但過度強調、過度求好、刻意完美，則會產生壓力及挫折。

現實生活中，有很多情況無法如我們所預期，如果刻板的要求自己或別人一定要達到某種標準，特別是把標準訂得太高時，達不到標準卻又無法原諒自己或別人，終會有承受不了而崩潰的一天。

心靈的出埃及記：用放大鏡看別人，以顯微鏡看自己

強迫症是一種干擾性的、反覆出現的觀念、想法或強烈欲望，並且這種欲望超出了人為可控制的範圍。強迫觀念的強烈和持久，足以干擾日常生活，造成顯著的痛苦和焦慮。這些強迫觀念包括：懷疑、衝動和幻想。比如，可能會無窮盡地重複檢查已經關好的瓦斯或門鎖；也可能會有衝動想傷害身邊最親近的人；一位年輕的妻子反覆幻想著她的丈夫在下班回家途中發生意外。

難以控制的懷疑還包括出於嫉妒而論斷別人，也就是所謂見不得別人好。此種人會睜大眼睛挑別人的毛病，或幸災樂禍，等著看別人出醜。曾經有一對在社區裡頗受稱讚的夫妻，無緣無故開始有人傳言這對模範夫妻失和了。謠言是隔壁一位鄰居傳出去的。這位鄰居與自己的先生不太和諧，所以一方面嫉妒她的鄰居，一方面也等著想挖鄰居的醜事。漸漸地，這種千方百計挖隱私說八卦的念頭越來越頻繁，也越來越強烈。

有一天，鄰居觀察到那位做妻子的，接到一通電話後，就跑到廚房切菜。過

一會兒，鄰居發現那位太太一直在流眼淚。接著她的丈夫開車回家，他進到廚房和太太講了幾句話後，那位太太就跑出廚房，到院子裡透透氣。鄰居親眼目睹這個經過，好像挖到頭條大新聞，就開始打電話跟社區裡的人說這對夫妻失和了。

其實事情的真相是，那天丈夫打電話告訴太太，會提早回家吃晚飯。於是太太趕緊進廚房切洋蔥，洋蔥嗆得她一面切一面流眼淚。正好丈夫回來進廚房，要太太到院子去透透氣，由他接手切洋蔥。那位鄰居在解讀所看到的畫面時，將看到的畫面加進自己的心理投射。

強迫症有點類似那位鄰居：用自己的規範去規範別人，以自己的想法投射一切。〈馬太福音〉7章3節記載耶穌的「山上寶訓」中的一句話，教導門徒不要去評斷別人：「你為什麼只看見弟兄眼中的木屑，卻不管自己眼中的大樑呢？」強迫症在心理上被反覆出現的想法干擾，隨著強度增強，頻率增加，干擾成了困擾，於是被這樣的思維所捆綁，被強迫思想驅動的強迫行為所制約。要擺脫此種被制約、束縛的狀況，必須下一番功夫。對基督徒來說，此種轉變過程，也許可稱之為「心靈的出埃及記」。

尋求專業醫療，勿自己下結論

精神疾病中的思覺失調症及憂鬱症，在其病程中有時也會出現強迫症狀。醫師會先加以鑑別，然後才確立強迫症之診斷，強迫症可藉藥物及心理治療獲得改善。目前藥物治療以抗鬱劑為主線。

把不幸的遭遇當成上帝美善的安排

強迫性思想，當事者會一再去想，或腦中一直浮現他自己並不希望去想的念頭；會一再去做自已不想做的強迫性行為，患者明知這些思想和行為並非自己所願，卻無法控制或除去，因此深感困擾。

有一位準備考學測的高三學生出現強迫思想及行為。他看書時會不小心忽略某部分的重點，每次看書翻到第二頁時，「前頁某行某字可能遺漏了」的強迫思想就出現，因此他又翻回前一頁。結果整個晚上他只在前後兩頁重複來回，根本無法好好看書。他擔心漏看的部分正是考題會出的部分，漏看會造成考試考不好；他重複檢查是為了避免不及格的結果，也只有透過不斷重複檢查，才能減輕他擔心不及格的焦慮。

現代醫學告訴我們，引起精神狀況的原因很多：遺傳的體質因素、細菌或病毒感染、食物中毒、荷爾蒙不正常、腦血管疾病、腦瘤等等都可能引發。強迫症在精神醫療工作上，雖不像焦慮症那麼常見，但也不算是罕見的病症。

如何克制自己，避免過度強調或期待別人也能達到同樣標準？

信仰及禱告對治療絕對是有幫助的，但因此而拒絕或恥於求助於現代精神醫學的治療則不可取。耶穌說：「健康的人用不著醫生，有病的人才用得著。」（馬太福音9:12）基督徒需要最偉大的醫生耶穌，也需要現代醫學的醫生。信心、禱告以及現代進步的醫術都是上帝的恩賜。基督徒有精神狀況時，更應積極坦然接受這些恩賜，才能如經上所記載：「成為一個完整的身體。」

疾病無法避免，無論是身體或是精神；但心態可以轉變，天堂地獄不過是一念之間。

我國小六年級時父親去世，佛教界在台中公園附近的佛教會所為先父德林師辦告別式。全國佛教界來了不少人，也有大陸來台的「活佛」。隆重喪禮後，有意接掌先父所經營「台中佛教會館」的人士開始各自布局。

先父屬日本佛教曹洞宗的支派，照理說，由曾跟隨先父受曹洞宗訓練的學生接續是最恰當的安排。但二次世界大戰結束後的台灣佛教界，曹洞宗的人已逐漸失去影響力。一位從外縣市來的比丘尼，以協助「台中佛教會館」的寺廟佛事為由駐進。有心人不難發現：這位與曹洞宗不相干的比丘尼爭取接掌寺廟的意圖，遠高於關心德林師遺留的寡婦及九個未成年子女。在有計畫的運作下，該比丘尼成為接掌此寺廟的住持。

事後回顧這段經歷，雖然從個人的立場來看，是很不幸的遭遇，但卻是上帝美善的安排。因為在那心靈深受創傷、無依無靠的情境下，我的母親才有可能接受一位基督徒姐妹的探訪及安慰，並打開心門，接受耶穌。那位平凡的教會姐妹，實踐了耶穌「凡行在那最弱小的人身上，就是行在我身上」的教導。也帶給我們一家人新的生命及希望。

釀出美酒之前

有著強迫思想的你，也許已承受不了，呼喊著：「我的上帝，我的上帝，祢為什麼離棄我？」但我們必須了解，憂傷的苦杯與喜樂的杯是不可分離的。葡萄必須先被壓碎才能釀出美酒。當我們像葡萄般被壓碎時，怎能想到我們將變成美酒呢？如果沒有這一個禮拜的受難，怎麼會有下個主日復活節的喜悅和快樂呢？

親愛的兄弟姐妹，請你再仔細地聆聽主耶穌的話：「你能飲此苦杯嗎？」求主讓我們以堅定的手舉起每個人手中的杯，像我們所吟唱的〈聖詩〉二四九首的歌詞所說：「主祢當斟滿它，我願伸手來接。」

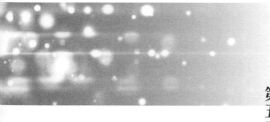

第五章

越想越煩的惡性循環——焦慮症

當一個人處於不確定的情境時，最容易引發焦慮。
斬草除根，那就先把不確定的情境確定下來。

看得見的孫子令她焦慮，看不見的焦慮使她頭痛

陳老太太每次都由媳婦陪著來看病。主要是最近幾個月她老是莫名其妙的覺得心慌慌。大約半年前，她擔心服兵役的長孫會不會出意外，雖然媳婦一再勸她：「現在軍中設備很先進，很安全，孫子個性穩重，不會橫衝直撞，也不會容易緊張，所以不用擔心，沒那麼容易受傷。」

她又擔心孫子會不會被欺負。媳婦也勸她：「現在軍中管理已經很人性化，而且孫子活潑外向，人緣很好，抗壓性高；在團體裡面很容易跟人打成一片，擅長溝通，所以一定沒問題的。」

她還是擔心，萬一孫子想放假回來看她，會不會被長官刁難。媳婦依然耐心勸她：「現在軍中一切作息很正常，該放假的一定放假，不會無緣無故被扣留。而且申訴管道暢通，不用想太多。」

影響所及，她無論做什麼事，都會想到孫子。吃飯，想到孫子在軍中伙食好不好；睡覺，想到孫子睡眠夠不夠。在她心中，深深期待孫子不要受委屈。於是，她

每一項細節都想得非常仔細，不斷盤算：「萬一孫子這樣，我該怎麼辦？」、「萬一孫子那樣，我要找誰？」、「如果我幫不到孫子，後果很嚴重。」

她被孫子卡住了，這個經驗非常不舒服。她先是擔心，又是著急，最後是自責：「為什麼不認識一些有力人士，可以把孫子調到輕鬆的單位。」

長久下來，只要她一想到孫子，浮現的念頭都是「萬一孫子被同袍打小報告……」、「如果孫子又在軍中感冒……」、「要是孫子回來向我訴苦，我就一定要……」腦子最先出來的，都是負面的念頭。躺在床上，陳老太太又累、又無奈、又氣，很焦慮，根本睡不著。

居安思危是對的，憂患意識也沒什麼不好，讓情況變得如此嚴重的，是她的人生思路。

如果你明天要交報告給教授或是幫老闆準備演講稿，你晚上十點完成後，十二點睡前再檢查一遍，那是細心。如果你半夜兩點上廁所又檢查一遍，凌晨四點以為自己沒做好而驚醒還要檢查一遍，早上六點吃早餐邊吃邊檢查，八點坐公車不放心再檢查一遍，坐過站都沒發覺，那你需要專業醫療協助。

所有與孫子的互動，陳老太太的大腦處理模式，是全部放一起。雖然上了年紀，她記性卻特別好，孫子說的日常生活，她回憶起來，可以說得非常清楚，宛如現場重現，所以她不乏可擔心的題材。而被「訓練」多次的她，也學會很快找到新題材的處理方法，練就一身「擔心之後」繼續往下一話題擔心的本領。

從這個角度去思考，記憶力好的人，會不會比較痛苦？很快忘記事情的人，會不會比較快樂？

不管什麼事，還沒發生的，她就往壞的那一面想；已經發生的，往更壞的那一面想。「萬一孫子這樣……我要怎麼辦？」、「萬一孫子那樣……我要如何應變？找誰？如果找不到，又該怎麼辦？」甲計畫不行，要怎樣用乙計畫，乙計畫失敗，想辦法弄成丙計畫，丙計畫泡湯，趕快以丁計畫變通……她每為孫子擔心一次，所定的計畫就越細膩，預防措施就想得更完善，對悲觀的想法也越「熟練」，因為她習慣性地如此焦急、負面思考太久，腦中都是各種「萬一」，她覺得，這樣充滿「如果」的人生很沮喪。

陳老太太持續性地感到不安及心慌慌的，她還告訴我，孫子的問題讓她頭痛，肌肉會時常繃緊而無法放鬆。我也回應她：當一個人焦慮，掌管內臟的自律神經系統也變得不穩定，長時間肌肉繃緊會引起肌肉疲勞。頭痛、脖子、肩膀及腰痛，多數是因該部位的肌肉繃緊引起的。

生理的痛與精神的痛

日常生活中我們遇到不知如何處理的狀況時，我們會像陳老太太一樣脫口說出「那是個頭痛問題」；很難相處的人是「頭痛人物」。這種把「頭痛」當作形容詞的用法其實是有醫學根據的。一旦遇上，如何使頭痛減少到最低程度呢？

先來了解生理的痛與精神的痛。

痛（pain）是綜合觸覺、壓力、溫度等感受而做的判斷，所以身體可能沒有專門的「痛細胞」。皮膚每平方公釐承受多少公克的壓力才會有觸覺，因身體各部位的需要而異，此數值稱為「絕對觸覺閾」。皮膚每平方公釐承受多少公克的壓力才會有痛覺的數值稱為「絕對痛閾」，眼角膜對觸覺及痛覺都很敏銳；手指尖對觸覺相當敏銳，但對痛覺相當有忍受力。

身體內部器官的痛感受器與皮膚的不同。針刺或刀割不會引起內臟的痛，但胃內放置充氣的小氣球，就會痛；腎裡只要一個米粒大的結石，就會劇痛。內臟還會利用一種牽涉性痛（referred pain）來作警告。例如心臟病發作時，左手臂會有燃燒或壓縮的感覺。

精神的痛使人意識到生存的危機及人的有限性。一個沒有精神之痛的人，若非頭腦壞了，就是以藥品麻醉自己。其結果會如痲瘋病人，活在無痛的地獄。

回到前面所說頭痛問題或人物：消極的人只想到這些事情會帶來害處，心裡越想越煩，越煩就越感到事情的壞處，就這樣惡性循環下去。積極的人面對困難時，會把它當作是學習成長的機會，賦予它正面的意義。越積極就越少感到壞處，反而認為有好處而樂意接受，形成良性循環。

聖經告訴我們「萬事互相效力，叫愛主的人得益處」，基督徒應以積極的人生態度處理所謂的頭痛問題或人物。

絕對觸覺閥與絕對痛閥

生理上，觸覺（touch）、壓力（pressure）、溫度（temperature）的感受器（receptors）布滿人的體表（皮膚）。皮膚的這些感受器保護我們的軀體免受外界的傷害。有數以億萬計的痛感受器散布於皮膚表面，它們並非隨意地分布，而是按身體各部分的需要精確地遍布全身。

下面列出一些身體各部位的絕對觸覺閥及絕對痛閥供參考。絕對觸覺閥：舌尖2、手指尖3、手背12、腳掌250。絕對痛閥：眼角膜0.2、手背100、腳掌200、手指尖300。痛覺並不受歡迎，卻是上帝精心設計給人類的禮物。痲瘋病人就是因缺乏痛覺而生活在「無痛地獄」★。

★編注：痲瘋病人的神經末梢受到破壞，失去痛感，因此當他們受傷時，完全沒有感覺，因而一再受傷而不自知。許多痲瘋病人覺得這樣的自己彷彿活死人，為此痛苦不已。

努力朝向明天，朝向更成熟的自己

花了一點篇幅解釋生理的痛和精神的痛，再回到令陳老太太頭痛的問題上。如今她的孫子已退伍，並且找到一份很好的工作。照理說她的擔心應該可以停止了，可是她還是擔心孫子薪水太低、工作時間太長、離家太遠、加班費太少、出差太多、永遠太累。

我問她是否時常覺得很緊張，容易胡思亂想，她說是。我再問她確切原因，她卻說不出。可以確定的是，她持續處在一種飄浮不定的「輕中度」害怕感：容易慌亂，但不侷限於某一特定情境。換言之，任何情境都可能觸發。通常覺得壓力大，接著會伴隨肌肉痠痛，自律神經過敏。

要陳老太太完全不緊張，似乎不太可能。也許她體質是容易緊張的，也許成長背景塑造她如此容易緊張的個性，也許生活遭遇等因素都會影響，讓她人格發展成如此容易緊張。

不管先天也好，後天也行，那都是昨天，每個人都要努力朝向明天，朝向更成熟的人格發展，像〈腓立比書〉3章13至14節說的：「我只專心一件事：就是忘記背後，全力追求前面的事。」〈哥林多前書〉13章在講了愛的真諦後，緊接著在11節說：「我作孩子的時候，說話像孩子，情感像孩子，想法也像孩子。現在我已長大成人，我把孩子氣的事都丟棄了。」

孫子已經成熟，退伍又有工作，陳老太太，忘記背後，努力向前奔跑吧！當然，帶著孫子一起。

確定的孫女，不確定的孫女未來

成語「含飴弄孫」，短短四字，畫面很美：四個字就包含兩個人，兩個動作，兩種心情。老人家對子女的關愛，是傳統，也是牽掛，這種傳統與牽掛，是一種幸福。

還是陳老太太。她擔心讀高中的孫女晚上補習回家途中會不會遇到壞人，只要孫女稍微晚一點回家，她就非常操心。

除了晚歸問題，她還擔心孫女將來大學讀的是不是自己有興趣的科系。如果不是，是要轉系？還是轉學？轉到外地，又要擔心住宿問題。宿舍管理會不會太鬆散？學校附近攤位衛不衛生？

後來孫女考上最好的大學，念的是自己最有興趣的科系。照理說陳老太太應該可放心了，但她還是擔心：畢業後，孫女能不能順利找到工作？工作之餘能不能交到真心愛她的男友？交往過程是否順利？會結婚嗎？能不能順利受孕、安全產子？

陳老太太的憂慮有兩種方式：一是水平式，從一個點蔓延出去，像她對孫子的憂慮，舉凡和孫子有互動的人事均在她憂慮之列；二是垂直式，從現在往後延伸，短則一年，長則三年之後會發生的事均在她憂慮之列，像她對孫女的憂慮，現在就開始想很久以後的事。

這兩種方式又是糾結錯亂，時而水平，時而垂直；有時先水平後垂直，有時相反；有時只有一種，但以為快結束時，又冒出另外一種，無窮無盡，不知何時終止。

情緒會影響身體，陳老太太開始感覺胸口緊緊的，總覺得好像有什麼不幸的事情要發生，就算現在暫時不發生，也漸漸接近即將發生的階段。她心情無法放鬆，比較容易生氣，睡不好覺，胃口變差，體重也減輕不少。此外她也常會心悸或緊張得手抖，容易疲勞，頭痛及腰痠背痛。經心臟科及內分泌科專家的檢查後，轉診到精神科。

這是焦慮症，精神科最常見的疾病之一。患者會出現心情煩躁不安、容易疲倦、心悸及心跳加快、緊張得手抖、失眠及體重減輕等現象。這些症狀與甲狀腺荷爾蒙太高引起的甲狀腺機能亢進的症狀類似，因此過去曾有不肖醫院告訴焦慮症患者，說他們患了甲狀腺機能亢進（詳本書第六章），並做了不恰當的治療。不但讓患者白白花了錢，也耽誤了治療。

其實只要抽血檢查甲狀腺荷爾蒙，就可知道是不是甲狀腺機能亢進。另外，甲狀腺機能亢進的人，雖然胃口很好，但體重仍然下降，而焦慮症患者體重減輕，多數是因胃口差、吃得少所引起，這一點可供患者及家屬參考。

焦慮症的治療可從多方面著手，目前醫學上用的抗焦慮藥，只要按醫生的指示服用，可說是既安全又有效。焦慮症病人多數有入睡困難，以及睡睡醒醒的問題。藥物治療上應以改善焦慮為主要考慮，選用較長效之benzodiazepines，盡可能把每

天劑量集中在睡前給藥。★

陳老太太一聽到精神科的藥物就害怕，以為會依賴成習慣。我向她解釋：其實遵照專家指示服用的話，不但安全，而且可增強心理治療及行為治療的功效。至於是要單獨選擇一種治療方法，或同時併用多種治療方法，則因人而異，可由患者與醫生一起討論後決定。

找到根源，斬草除根！

陳老太太也說：「林醫師，我知道我的焦慮，這種焦慮感覺很漫長、痛苦、折磨。我是知道自己在擔心什麼的：就是孫子和孫女。我也不想時時刻刻覺得孫子好像會出事、受委屈；孫女似乎被欺負，工作沒前途。我也不想這樣，一直擔心。這樣擔心，我其實也很煩。」

針對陳老太太的心理治療，除了提供初步的心理支持外，必須更著重於深入探討及了解產生焦慮的根源，以及引導患者朝向更成熟的人格發展。首先，她必須重新肯定自我：孫子孫女沒有那麼脆弱，脆弱到讓她天天擔心。她需要放鬆，處理焦慮的心情，讓它越來越淡。

陳老太太越懷疑孫子，越想找答案。再經過努力，包括她自己的和家人的，會看到她想要的結果。她的信心與懷疑一開始是對立、互不相容的，漸漸在消除懷疑的過程中，一步步增強信心；隨著時間推移，事實讓她信服，最終並肩而行。

重要的是陳老太太雖然心裡有所懷疑，卻沒有離開關心孫子的道路，仍然繼續關心，因此她的信心就越堅固。這和基督徒信仰很類似，基督徒在日常生活中一樣會面臨各種不確定的情境，但對那些願跟隨耶穌腳步的基督徒來說，人生的終極目標是十分確定的，此種確定感可降低生活上各種波折所引發的壓力。〈詩篇〉42 篇 5 節說：「我為什麼這樣悲傷？我為什麼這樣沮喪？我要仰望上帝，還要再頌讚他；他是拯救我的上帝。」

★此種給藥方式比一方面給抗焦慮之 benzodiazepines 另一方面同時給催眠作用強的另一種 benzodiazepines 來得合理。

信仰的盼望使人向前觀看

或許有人會說：像陳老太太這樣，對孫子孫女有期望，心靈有寄託，是很好的。像她這樣上了年紀的人，如果不找點事來做，說不定對健康更不好。

的確，從另一個角度來看，這是任何人都無法否認的：沒有盼望是對心靈的致命傷害。

提倡意義治療的奧地利心理治療大師維克多（Victor Frankl）在二次世界大戰期間，曾被關在納粹黨集中營裡。他的親身體驗發現：一旦囚犯失去盼望，就無法活得很久。處於集中營那種殘酷可怕的情境下，就算極微小的盼望，例如有較好食物的謠傳，或關於可以逃離的耳語，都能幫助一些在營中的囚犯繼續活著。

德國神學家莫特曼（Jürgen Moltmann）曾在英國戰俘營當過囚犯，他認為人不能沒有盼望，一個沒有盼望的人，會失去生命力量；然而，有些盼望雖給人活下去的力量，卻只是使人活得痛苦。但信仰的盼望使人生活有力量，並且使人得到安慰。他主張不是現在決定未來，而是未來決定現在。因此信仰的盼望使人向前觀看，向前運動，改造現在。

陳老太太對孫子孫女的未來有深切的盼望，這盼望會融合她與身邊之人的生活經驗和一切資源，與孫子孫女同行，帶給他們力量去改造現在，適應環境，使明天更好。因為孫子孫女有了這樣的幫助，自然也會有信心，這股信心又會回注到陳老太太身上，讓她漸漸減輕懷疑，減少焦慮，更有把握；不再恐懼害怕，繼續向前，肯定自己也肯定孫子孫女，這就是生之勇氣。

畏懼焦慮症

此症的特性，是僅針對外界某些特定而且不具立即真實危險性的情境或對象產生害怕，無法忍受且必須規避之。此症可再細分為懼曠症（agoraphobia）、懼社交症（social phobia）、特殊（單項）畏懼症（specific phobias），分述如下：

懼曠症：針對空曠或擁擠場所等無法立即逃開到安全處所的畏懼。患者擔心在那種場所會無助、癱瘓，因而儘量不出門，或有人陪同才敢出門。此症患者以女性居多。

懼社交症：通常始於青少年，其核心症狀為在較小團體中，害怕被在場的人注視，而導致迴避社交場合。此症無性別差異。在某些文化圈裡，面對視線可能是特別的壓力。懼社交症通常與低自尊及害怕被批評有關。患者可能會抱怨臉紅、手抖等。

特殊（單項）畏懼症：只對特殊情境有畏懼，如高處、密閉空間、黑暗、特定動物、看牙醫、血或針頭、輻射性或愛滋病等。

信仰與放鬆反應

陳老太太又問我：「如果有信心，還是很焦慮，那怎麼辦？我知道那麼緊張焦慮對身體會不好，也承認自己是很容易緊張的體質。可以教我快速放鬆的有效方法嗎？」

行為治療可指導患者學會如何放鬆肌肉，或透過緩慢深呼吸、靜坐、自我暗示等方法來放鬆心情，而生活及工作環境的調適也可減少壓力及挫折。上述各種治療可並行不悖。

自我放鬆需要訓練，放鬆是減輕壓力最實際、有效的方法。處於放鬆反應時，耗氧量會下降，血液中的乳酸也減少，而腦波在放鬆且心無雜念時容易出現的 α 波會增加。

哈佛醫學院身心醫學中心（Mind-Body Medical Institute）的創始者及現任總裁，也是心臟科的醫師赫伯．班森（Herbert Benson）從事此方面的專門研究與推廣超過四十年。他所寫的《哈佛權威教你放鬆自療》（*The Relaxation Response*）曾經是「紐約時報暢銷書排行榜」第一名。他指出放鬆訓練的技巧林林總總，但其基本步驟只有兩個。首要是**不斷重複一個字、一個聲音、一段祈禱詞、一句話或是某種肌肉動作**；其次是**將飄到心頭的雜念放在一邊，回到你不斷重複的專注目標上。**

這樣持續十到二十分鐘，每天練習一到兩次，不只消除身體的緊張，也可以阻斷大腦釋放刺激壓力產生的神經介質。此放鬆操練若以自己熟悉的宗教信仰經文、詩歌詞句、祈禱文來作為不斷重複的專注目標，最能發揮效果。

美國賓州大學靈性與心智中心（Center for Spirituality and the Mind）主任，也是賓州大學放射線學系副教授安德魯．紐柏格（Andrew Newberg），與該中心副研究員、治療師馬克．瓦德門（Mark Robert Waldman）共同執筆，出版相當受人矚目的書《改變大腦的靈性力量：神經學者的科學實證大發現》（*How God Changes Your Brain: Break Through Findings from a Leading Neuroscientist*）。書中提到靜觀修行與深層祈禱可以永久強化大腦特定部位的神經運作，進而降低焦慮與沮喪，增強社群意識與同理心，並改善認知與心智作用。

經由靜觀修行活化起來的神經迴路，可以減緩老化，降低壓力的有害效應，使人更能妥善控制情緒。靜觀修行是一種心靈的重量訓練，靜觀修行能提升左額葉活動，增強正面情緒，只要每天花十到二十分鐘冥想（在調息與放鬆時，心存慈悲或凝想一幅寧靜的畫面），整個身體會釋放抗壓、增強喜樂、降低沮喪的激素與神經介質，對認知、放鬆和心理健康都具有顯著的正面影響。幾個月的功夫，就可打造一條新的慈悲神經迴路。對有認知障礙的人，還可使記憶獲得改善（減緩海馬迴之萎縮）。

作者以自己的腦影像研究及調查資料為佐證，提出鍛鍊大腦、強化身體、心理與靈性的健康八法。這八種方法包括：**微笑**、**保持智能的活躍**、**有意識的放鬆**、**打呵欠**、**靜觀**、**有氧運動**、**對話及信心**。在強化大腦的神經功能上，靜觀修行的確是最佳方法之一，但透過與宗教無關的活動也有效果。

先承認自己是軟弱的，再勇敢

印象深刻的是陳老太太曾說：「有時焦慮一來是接二連三，源源不絕，我想壓也壓不下去，想控制也控制不了。這時又該如何？而我發現，一旦我壓不下去，我就更焦慮，變成惡性循環，怎麼辦？焦慮已經是我個性的一部分，緊張也是我生活的一部分。我很怕有一天我會失控，真的。」

治療焦慮症

焦慮症在治療上必須針對根本原因加以改善。例如一位中年女士對她先生賭博的事情非常生氣，她害怕先生賭輸導致傾家蕩產，害了全家人。有一天先生受朋友邀約去打牌，正要出門時，忽然聽到兒子喊叫說媽媽抽筋不省人事。這位先生立刻取消去打牌的念頭，留在家裡殷勤照顧太太。

後來先生每次要去打牌或對太太不關心時，這位女士的抽筋毛病就發作。在治療過程中，一方面要先生不再去打牌，並且在平時就要對太太體貼，但毛病發作時反而不要特別獻殷勤。這樣做下來，不但怕先生去打牌的焦慮解決了，更進一步使她了解不必靠毛病發作才能得到先生的體貼，解決所謂生病的「附帶收穫」。

我引用聖經故事說明，即便你有信心，仍免不了會害怕、懷疑，要下很大功夫，才能逐漸戰勝焦慮：

聖經記載以色列人進入迦南地（客納罕）前，曾派探子進入迦南地了解情況。探子回來報告說，迦南地的人高大強悍，城牆高聳入雲。我推想，聽到這個消息的約書亞（若蘇厄）雖然對上主有信心，但仍免不了會害怕、懷疑，因此上帝才需要一再提醒約書亞：「只要你堅強，非常勇敢……」、「不害怕，不沮喪；因為你無論到哪裡，我——上主、你的上帝一定與你同在。」

要有足夠的信心，使約書亞能堅強、勇敢，不害怕，不沮喪的關鍵，乃是要切實遵行摩西（梅瑟）的法律。要達成不偏左、不偏右地遵行摩西的法律，需要下很大的功夫，如〈約書亞記〉1章8節所記載「要常常誦念，日夜研讀這法律書」。換句話說，基督徒要用心研讀聖經，才能明白上帝的真理，而真理會使我們從諸般壓力、害怕、疑惑得到釋放，獲得心靈的自由。一旦獲得心靈的自由，又有上主的同在，就能如7至8節所說「你將無往不利」、「你就會成功，事事順利」。

約書亞是摩西按照上主吩咐所設立的繼承人，要領導以色列人進入迦南地。以色列人已經非常習慣摩西的領導，現在卻要換年輕的約書亞來領導。這種轉變，不但是以色列人對約書亞要有信心，約書亞也要對自己有信心。以色列人進入迦南地，乃是要由游牧民族轉變成農牧民族，由逐水草而居進入農業社會。以色列人要進入一個新的時代，上帝也為以色列人預備新的領導人。耶穌基督的教會也一直由一個時代進入另一個新的時代。現在就可以體驗巨大的靈性力量：簡單的轉換念頭，將焦慮斬草除根。

數位焦慮

小萍是大學生，也是網紅，用心經營她的社群網站一年多，粉絲人數兩萬人。除了手機，她也有一個平板電腦，還有一台小型筆記電腦。她極重視與粉絲互動，認為那是經營社群網站的要訣，是成功網紅的基本。於是她手機從不調成靜音，而且永不關機。只要有提示音，她必立刻放下手邊所有正在進行的事，馬上察看手機，需要回覆就回覆，需要修文章就改。

不僅如此，如果發文按讚數不如期待，小萍就開始自我檢討：是發文的時間不對，所以粉絲沒時間看？是內容不精彩？是圖片沒修、影片剪接不當？還是標題不夠吸引人？絞盡腦汁找答案，費盡心思尋突破。

如果在外面，當手機剩下電量不多，小萍會緊張的想四處找可以充電的地方，怕漏接家人或朋友電話。因為她認為和親友保持緊密聯繫，才能了解最新流行趨勢，跟上時代，有話題可聊，有新知可追求。這對經營粉絲也很重要。

如果不能馬上看手機，小萍就會非常焦慮，認為粉絲會流失，競爭對手的粉絲專頁會超前自己，於是很有壓力感。漸漸地，小萍的睡眠、生活作息與方式，甚至心理健康都被影響，嚴重程度正緩緩擴大。

像小萍這樣過度使用手機的狀況，即是Nomophobia或no mobile phone phobia，可稱為「無手機恐懼症」。雖然phobia一詞有恐懼之意，但這裡用「焦慮」一詞也許更為恰當。焦慮（anxiety）和恐懼是人類最普遍的情緒反應，可以強化注意力和反應，有助於個體適應情境變化。但是當焦慮所產生的自律神經反應太頻繁、強烈，或持續過久，造成個體的功能障礙時，稱之為病態焦慮（非建設性焦慮）。

數位焦慮涉及多種心理因素，相信大家都曾在大眾運輸系統上看過緊盯著手機或平板電腦上面股市指數的投資客，或是一邊等公車一邊看連續劇的青少年。除了娛樂和知識，其他因素像是自卑（逃避動機）、外向、孤獨感、安全感、羞怯、社會適應性等。此外，精神障礙（如社交恐懼或恐慌症）也可能造成數位焦慮。

研究指出，在無手機恐懼症病例中，觀察到以下症狀：

- 焦慮
- 呼吸改變
- 發抖
- 盜汗
- 混亂
- 方向感喪失
- 心跳過速

由於疾病概念相對較新，治療方式非常有限。clonazepam 是較常使用在治療恐懼症的藥物，可用來治療無手機恐懼症。如果從靈性關懷角度，身為網紅，對社會也有應盡責任，建議認識自己的優點，加以發揮，造福眾人。同時，網紅亦可算是公眾人物，因為網路是公開的。既然是公眾人物，也要注意言行，不要造成錯誤示範，認識自己的缺點，加以改進，減少傷害。

至於粉絲追蹤人數，那是盡人事，聽天命。尼布爾祈禱文給了很好提點：「求上主使我心平氣和地接受我無法改變的事情，有勇氣去改變能改變的，且能有智慧地分辨此兩種情況。」

無手機恐懼症正在對社會、心理和身體健康構成威脅。但套一句流行的話是「回不去了」，我們幾乎不可能放棄手機不用。不可否認，手機太方便，可以做的事太多，太有效率。透過各類社群網站，可以同時傳訊息給群組裡一百人；我們幾乎一直以手機裡的通訊軟體與他人聯繫。但就算我們的LINE有五百個朋友，可能與我們真正有互動的人不到五十個。

回歸人與人的互動，就從家人開始。人類是群體性生物，以前農業社會單純，人與人之間連結相當牢固，談話都是面對面的。但轉型工業化、快速的城市化、人口因就業快速遷移和家庭結構的改變，資訊的傳輸和接收發生了革命性的變化，手機只是其中之一。

〈希伯來書〉11章1節說：「信心是對所盼望之事有把握，對不能看見的事能肯定。」如果過度依賴手機而感到焦慮，首先微笑，漏接一次電話或少看一次訊息並不會、也不可能對自己造成迫切性的危害。接著可以轉移注意力，從事其他可保持智力的活動（下棋、玩猜數字），使身心有意識的放鬆。

如果想打呵欠就打，甚至靜坐。沒有專業老師教過也沒關係，就原地坐下，放空。或是有朋友邀約爬山、健行、有氧運動，都可踴躍參加。平時和知心好友聊天，也可以增強信心，不會因為接收數位資訊（按讚人數、點閱率、追蹤數、留言數）而焦慮。

社交焦慮

阿強是三十歲青年，皮膚黝黑，高大壯碩，在一家中小企業擔任專案經理。有一次，企管系的學妹打電話邀約回系上演講，分享成功經驗。阿強婉拒了，謙說自己還不到可以演講的成就，建議學妹邀約其他傑出校友。

事實上，從高中開始，在較小團體中，阿強就害怕被在場的人注視，他能躲就躲，各種逃避藉口都已經很熟。阿強盡可能迴避社交場合，他只要一站在台上，甚至不用上台，他與人四目交接就開始感到不自在。

讀大學時，阿強覺得很難交到新朋友。其實他口才不錯，人也幽默，大家都喜歡與他同組或同桌吃飯，也經常邀請他參加舞會和社團活動，但阿強就是很少接受邀請。他總是可以找到理由來避免與其他人接觸。只有和家人及一些老朋友在一起時他才覺得自在。但是除了這些人，其他任何人他通常都會回避。

焦慮是一種對未來的畏懼感或憂慮感，主要來自一種難以掌控且難以預料的感覺。換句話說，當一個人意識到一件即將發生而又無能為力去阻止其發生時，這種令人心煩、焦躁的感覺就是焦慮。

像阿強這樣在人群中不禁會容易心煩、自覺憂慮，其實並不罕見。當生活發生變化（必須面對群眾），需要適應或調整自己的行事方式時，就會產生壓力。大腦就會啟動所謂「打或跑」（fight or flight）反應——也就是緊急反應：要不就一決雌雄，要不就一逃了之——出現生理、情緒、行為認知反應。

雖然適當的壓力有助於身體、情感、社會關係、心靈各方面的成長，但當緊急反應太強或太過頻繁時，壓力會超過一個人所能負荷，這時身體會自動設法減輕壓力，醫學史上有很多有趣的身體自動轉化壓力的案例。

例如第一次世界大戰時，歐洲前線曾發生在短時間內很多士兵突然患上夜盲症，起初營養專家以為是缺少維他命A所引起，因此鼓勵士兵多吃紅蘿蔔，卻無濟於事。後來精神科會診才發現那些士兵在前線作戰時，本來就很害怕了，等到晚上大家睡覺而輪到自己站哨時，覺得恐怖，更加害怕。這種焦慮害怕轉化成夜盲症是有其象徵性意義的，因夜盲症的人晚上看不到東西，照理說部隊就不能派這種人在晚上站哨，免得敵人來了也看不到，害了大家。

值得注意的是，這種轉化是在下意識裡發生，而不是故意裝的。因為轉化型的病人在暗示的方法下症狀會暫時消失。若是故意裝的，給予治療也不會改善；但是，如果像阿強這樣，長期處於超負荷的壓力下，身體無法自動調節減壓，就會產生各種傷害：如心血管障礙、肌肉緊繃、腸胃疾病、抑制免疫系統等。

如何讓阿強放鬆下來？許多研究告訴我們，當一個人處於不確定的情境時，最容易引發焦慮。阿強認為面對群眾時，自己的臉紅、結巴、手抖的現象會不會使對方覺得冒犯、奇怪、無禮？所以斬草除根，那就先把不確定的情境確定下來。如何確定？對該事件有信心，自然而然就能確定。阿強可以這樣想：其實是自己多心了，他的生理反應全是自然而發，對方會理解，不會有人介意。

信心必須建立在疑惑上，哪裡有疑惑就處理那裡，累積建構。此種看似矛盾的情形，常出現在我們的生活中。例如勇氣與害怕是可並存的，不害怕不等於有勇氣。一個人如果什麼都不怕，多半是頭腦壞了。真正的勇氣不是不害怕，乃是雖然害怕，仍然繼續向前，不退縮。同樣，快樂與痛苦也是可並存的，例如母親分娩的陣痛與新生命誕生的快樂。上述這些情況乃所謂「似非而是」。

許多名人都承認，即便自己常面對公眾，演講時還是會緊張。有社交焦慮的人其實並不好受，但心理的痛苦是人生的一部分，富蘭克林曾說：「痛苦是學習的一部分。」〈創世記〉第3章記載失樂園的故事裡，上帝對亞當說：「你要終生辛勞才能生產足夠的糧食。」、「你要汗流滿面才吃得飽。」人一出生，離開安全又供應一切的母親子宮，就像亞當、夏娃（厄娃）被趕出伊甸園。

人不可能祈求沒有痛苦的人生，期盼回伊甸園就像企圖回到母親的子宮，是不可能的事。所以除了努力使心靈成長以外，別無選擇。唯一的路就是越過人生的沙漠，千辛萬苦地度過乾涸荒蕪的世界。一旦突破，會覺得氣象一新，別有一番新格局。

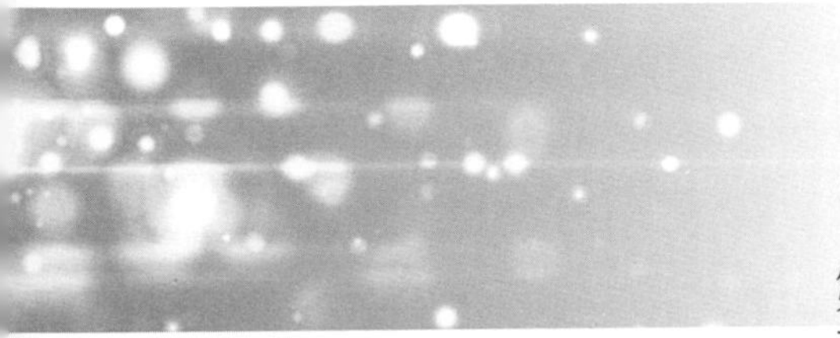

第六章

坐雲霄飛車的心——躁鬱症（雙向情緒障礙症）

找你的家人，或親戚，或最好的朋友，願意聽你說話的人，
他也許不是心理醫生，也許不能執行心理治療，
但你可以藉由他的陪伴與抒發，讓困擾得到緩解。

他怎麼忽然變成不是我原先認識的那個人了？

張先生在公家機關當工友。他念完國中後，因家庭經濟困難，不得不放棄升學，選擇就業。服完兵役後，他找到了目前這個工作。雖然同事都待他不錯，相處也沒什麼問題，但他原本就是個內向的人，再加上總覺得自己學歷低、能力不如人，使得他更加自卑。

去年快過農曆年時，他開始變得話很多，嘰嘰呱呱，大事瑣事講個不停，主動關心同事，非常積極；此外，辦公室從裡到外，所有細節也在他關心之列：大至辦公桌有損壞，小至公布欄圖釘用完了，他都一手包辦，鉅細靡遺。

中午休息時間他也會買很多水果請同事。由於他平時非常節省，所以同事好奇問他最近有什麼喜事，竟捨得花錢請大家。結果他笑咪咪地告訴大家，他將另謀高就，並拿出一張印有英國劍橋大學文學博士、好幾家公司董事長頭銜的名片給大家看，讓同事們大吃一驚。

要離職的人會整理東西、會請客、會交接工作，還可能會做一件事：批評老闆。但很奇怪，張先生有請客，卻沒整理東西；沒交接工作，卻批評老闆。他在深夜——沒錯，這點真的要特別強調——打電話給他的老闆，說明公司應該怎樣經營，並指責老闆的種種缺點，說老闆的個性缺點造成公司內部氣氛不佳，決策缺失讓公司遭受巨大損失。

更奇怪的是老闆，居然一字不漏聽完，一言不發，掛上電話。

在日常生活中，我們偶爾會遇到身邊的人出現這樣的情形，我們也會有這樣的疑惑：他怎麼忽然變成不是原先我認識的那個人了？

張先生的「改變」有幾個方面：首先，他睡眠時間減少，卻好像有用不完的精力，心情愉快，也變得比平時更活潑好動；其次，他變得大方，敢花錢；還有，變得很敢講話，大鳴大放，講起話來音量及速度也比平時高，常表現得有自信，腦筋動得快。

除了身體上的變化，心態上，很容易被周遭的事分心，無法專注做事，所以做事常草率，不能細心也不夠用心。但他還是非常積極想做這個、想做那個，卻常高估自己，過分誇大自己的能力，甚至出現誇大妄想。還有一點困擾就是：性慾大大增強，喜歡向異性搭訕，性方面變得比較隨便。

張先生告訴我：「我可以感受到那種能量快要突然爆發的感覺：情緒一下子高漲起來，異常歡欣、享受莫名快感或極度樂觀。我覺得自己好像有無限的能量，瞬間全部釋放出來。從一個內向害羞的人，變成非常善於社交的人。偶爾我還會過度要求別人，甚至是想要別人配合我，我也想控制他人，這種欲望伴隨而來，雖然時有時無，但非常強烈。」

我相信張先生身旁的人可以明顯感到他的心境變化是過度高亢的。如果他因中了頭彩而感到高興是一回事，但如果他把頭彩獎金用來送每位同事一輛轎車則是另一回事。他顯然需要專業醫療協助。

躁症的發生原因和治療

躁症的發生，主要與體質遺傳有關。臨床上有一些疾病也會出現類似躁症的症狀，例如：甲狀腺機能亢進、梅毒、愛滋病等患者都曾有出現類似躁症的病，故治療前須確定是否為真正的躁症。

有一位精神科醫生曾接到病人開給他的大額支票，謝謝他多年的照顧。雖然這個病人確實很富有，但醫生卻笑不出來，因他知道病人的躁症又復發了。躁症發作時，膽子會變大，平常不敢講、不敢做的事情，會無所顧忌地表現出來。所以預感躁症要發作時，要盡可能減少社交活動，並設法增加睡眠時間。

和憂鬱症者相反，躁症病人精力充沛，不覺得需要多少睡眠時間。但其晚睡早起的睡眠障礙卻會干擾別人，所以仍應設法讓其有正常睡眠。躁症的高亢情緒下，單靠一般安眠藥的效果有限，可能非給高劑量不可。臨床上常需要情緒穩定藥、安眠藥，以及具高鎮靜作用之抗精神病藥等幾種藥併用。

目前，精神科已能很有效的控制躁症，藥物治療是第一優先的治療方法。輕躁症（Hypomania）時可用鋰鹽、valproate、carbamazepine等情緒穩定藥（mood stabilizers）。躁症時，除情緒穩定藥外，通常併用抗精神病藥（antipsychotics）及安眠藥，必要時併用ECT（Electroconvulsive therapy的簡稱，即情緒障礙症之電痙攣療法）★。情緒穩定藥宜維持六至十二個月。

躁症鬱症雙相情感：來得快，但恢復得好

羅太太又住院了。這幾年她幾乎年年都因嚴重的精神症狀而住進精神科病房治療。前年住院是因情緒太亢奮，自認看出賺錢的大機會，很大膽要把畢生積蓄全部提出，投資某一檔股票。雖經家人分析其計畫不合理，如此盲從一定賠錢。但她仍堅持己見，否則就要跟先生離婚。在家人百般勸說下，好不容易打消念頭。

去年住院是情緒陷入低潮，自認做錯許多事情：沒有把先生照顧好（但其實先生認為耳根清淨不少），忘記幫兒子準備便當（結果兒子吃漢堡吃得很開心）；沒有提醒女兒學校的作業（後來女兒告訴她早就寫完了），占用鄰居車位，買早餐少付五元，報紙看完少放一張在桌上。似乎是一點日常小事，就會讓她跌入情緒的谷底，陷入深沉的自責，不能自拔，無法自已。

但過了一陣子，她又興致沖沖地想買一檔高價位基金，說自己研究過了，一定大漲。她還規劃把賺來的錢帶家人出國，連地點都想好了：歐洲豪華二十日遊。對於她的盲目投資，毫無理性，家人更是激烈勸阻。但她一意孤行，認為機不可失，

如果錯過這波大漲，下一次是五年後。於是她決定大量買進，至於資金來源，她打算抵押房子。

後來房子終究是保住了，基金也沒買，但是已經把家人嚇出一身冷汗。而她的狀況完全沒有好轉。

今年最嚴重。她先是焦慮不安，時而不知所措，時而心神不寧；接著不吃飯，體重直線下降十公斤；不出門，不與他人互動；家人試過各種方法，好說歹說，還是無效。某天，她吞了大量安眠藥企圖自殺，被送到醫院。還好發現得早，急救有效。

★以人為方法引發類似癲癇之發作，以改善精神症狀的療法。由義大利人Cerletti及Bini於一九三七年首次試用，並於次年在學術界報告其療效。ECT原本是要用以治療思覺失調症，後來發現它對鬱症及躁症的療效更顯著。目前ECT最主要用途是治療鬱症，其次是躁症。抗鬱藥治療無效的鬱症，改用ECT治療，仍有不少比例的病人獲得改善。而且ECT改善鬱症的時效比抗鬱藥來得快。早期之ECT，其電極放置病人頭部雙側，目前傾向兩個電極放在非優勢腦（non-dominant hemisphere），可減少ECT對記憶力的影響（指ECT治療期間及治療結束後兩個月，會稍微影響學習新事務，屬暫時性影響）。目前之ECT儀器相當精緻，可記錄時間長短，以及以腦波顯示是否已通電，達到真正痙攣狀態，執行有效治療。ECT目前仍是對嚴重鬱症最好的有效療法。

像羅太太這種在病程中有時出現躁症、有時出現鬱症的發病情形，醫學上稱為「雙相情感疾病」，以前稱為「躁鬱症」。其發作原因可能是由生活事件誘發，也可能在無特殊事件下發病，目前醫學界認為體質遺傳乃此病的基本要素。此病的特徵是容易復發，但症狀消失後，多數病患可恢復到病前的正常狀況。歷史上很有名氣的德國學者歌德就患了此病。

羅太太說：「躁症發作時的我是絕對興奮狀態，身體湧出強烈的快感，源源不絕的創意和用不完的能量。我還把創意記錄下來，變成計畫，例如我的很多投資計畫，就是這樣來的。但是，當夜晚來臨，我的創意和能量卻瞬間停止，消失殆盡。我對家人、親戚、鄰居、朋友、同事全都失去了熱情；我對工作、閱讀、逛街和平日嗜好都沒了興趣。我不知道我到底怎麼了，有時維持平穩正常，有時出現一段時期的情緒上揚、極度愉快。有時則出現輕度的沮喪，就是想不透怎麼會這樣。」

多年來醫學界都在找尋能降低此病復發的方法，因為如果能預防其復發，則可維持和無此病的人一樣正常。到目前為止，醫學界公認有效的降低復發藥物有鋰鹽、一些新一代抗精神病藥及一些抗癲癇藥。所謂預防性治療是指平常沒有症狀時也要服藥，而不是等到有點跡象、快要發病時才服藥。這類藥不但對預防雙相情感疾病有效，對每次發病都是鬱症的所謂單相情感疾病也有預防效果。若在最近兩年內曾發病兩次以上，將來再次復發的機會也很高，因此醫生會建議病人接受預防性藥物治療。

此種預防性治療需要維持多久，是病人及家屬常有的疑問，就像高血壓的人需要長期治療一樣，情感疾病的預防性治療也需長期維持。雖然已經多年未再發病的病人，一旦停藥，仍然會再發作。

上述多種藥除了有預防效果外，對正處於躁狀態的病人，也有控制其症狀的效果。抗鬱藥對雙相情感疾病呈現鬱症時，雖能改善其憂鬱症狀，卻有引發躁症的危險，要特別小心使用。

若要改善鬱症，十七世紀時，一位牛津大學神學院院長羅伯・波頓（Robert Burton）在親身經歷鬱症後，努力收集有關鬱症的資料，出版一本醫學史上最早有關鬱症的專書《鬱症的解剖》（*Anatomy of Melancholy*）。該書詳細記載鬱症的各種症狀，也論及病因及治療方法。波頓提出的治療方法中，曾論及足夠的睡眠、良好的飲食、適當的運動、有人作伴、聽抒情音樂、找一位朋友述說憂鬱心情等。這些治療上的建議，從現在的精神醫學來看，仍然有其價值。

藝術家米開蘭基羅、宗教改革代表人物馬丁路德，以及天主教耶穌會創立人羅耀拉這三位十五到十六世紀的基督宗教界聞人，也都曾被憂鬱症折磨。他們都是上帝忠心的僕人，但得了鬱症時，他們和其他患了鬱症的人一樣，受到鬱症的煎熬。從上所述，可看出任何人都有可能患鬱症。它是一種疾病，所以虔誠的基督徒及忠心的傳道人也無法倖免。

與病共存

歷史上有不少偉人或名人有此種疾病，包括聖女貞德、現代護理之母南丁格爾、大文豪歌德、畫家梵谷、大政治家邱吉爾等。他們雖然患此病症，但他們的個人成就或對社會的貢獻是有目共睹的。

引導我，扶持我，當我坐雲霄飛車的時候

雙相情感疾病呈現「情緒平穩正常——情緒高亢——情緒低潮」等狀況交替出現，這是一種長期情緒起伏的人格特質。但不論處於哪一種時期，其社會功能大致上是正常的。

如果自身陷入這種精神困擾，身旁的人該如何因應？我們又該如何安慰患有此症的親友？以下提供三種方式，分別對應不同的時期：

低潮的時候鼓勵我：猶太地區的牧羊人，會把羊群帶到有草的山坡地放牧，要換到另一處山坡地時，須經過兩岸絕壁間的狹谷。在狹谷中可能遭遇野獸或搶匪襲擊，這時牧羊人會奮力救羊，有時羊會不小心掉入陷阱，這時牧羊人會用竹竿把羊從坑洞鈎上來。這條不好走的路，卻是非走不可的路。

人生不可能永遠平順，永遠會遇上不好走的路。路不好走是一回事，但每個人都要走。遵行正路，必定有不少艱難。這些艱難有時確實是外在環境造成的；但有時卻是自己預設立場造成的，自己想像可能會發展成各種不幸或困境。在此心境

下，更需要旁人鼓勵。

高亢的時候安撫我：〈箴言〉12章18節說：「出言不慎如利劍傷人；言語明智如濟世良藥。」情緒高亢的時候說的話往往有可能傷人，不只說話，所表現出來的行為也會讓周遭人困擾、擔心。這時身邊的人要多一分耐心，盡力安撫發病的人。

德蕾莎修女在《愛無止盡：德蕾莎修女的叮嚀》（*Mother Teresa: No Greater Love*）書上說：「耶穌是饑餓者，世人應提供食物。耶穌是口渴者，世人應提供飲水。耶穌是裸露者，世人應提供衣物。耶穌是無家可歸者，世人應供與棲息之處。耶穌是病患，世人應予以診療。耶穌是孤寂者，世人應給予關懷。耶穌是被遺棄者，世人應給予收容。耶穌是痲瘋患者，世人應清洗祂的傷口。」對於發病者，我們關懷，我們撫慰，我們提供一切所需，提供最好的照護。

平穩的時候陪伴我：不論是在何種處境及心境，我們都受到宇宙創造主的掌管及照顧。就雙相情感疾病者而言，躁症發作時，一切都像白晝發亮光明，精神煥發，精力充沛，心情像展開清晨的翅膀，飛上天；當鬱症發作時，其心境就被黑暗所遮蔽，一切都由白晝變黑夜。

白晝也好，黑夜也行，我要陪在你身邊，與你作伴，與你同行。相傳，羅馬尼祿皇帝放火燒羅馬城，然後嫁禍給基督徒，下令大肆捕抓，因此許多基督徒逃離羅馬城避風頭。當彼得（伯多祿）剛出了羅馬城門，就一眼看到耶穌從對面走過來。彼得問耶穌：「主，祢要往什麼地方去？」耶穌回答：「我要往羅馬，再被釘十架。」於是彼得瞬間醒悟，調頭回去羅馬城，與留在城裡的基督徒作伴，最後彼得被捕並釘十字架。

患此種病的基督徒不必灰心沮喪，不論你的病使你處於哪一種心境，上帝都了解看顧，上帝的手會藉著你對祂的信賴、親友的關心、醫學、文學、詩歌等等引導你，上帝的右手必扶持你。對患此種病的人及其家人，必定經歷不少苦難，然而耶穌很清楚地告訴跟隨祂的人，祂會陪伴信祂的人勝過苦難。

正如〈詩篇〉139篇7至11節說：「我往哪裡去才能躲開祢呢？我到哪裡去才能逃避祢呢？我上了天，祢一定在那裡；我潛伏陰間，祢也在那裡。我縱使飛往日出的東方，或住在西方的海極，祢一定在那裡帶領我；祢會在那裡幫助我。我可以要求黑暗遮蔽我，或要求周圍的亮光變成黑暗；但對祢來說，黑暗不算黑暗，黑夜跟白晝一樣光亮。黑暗和光明都是一樣。」

當我們身邊的人因病軟弱時，我們是給予鼓勵而不是批評；給予實質的關懷協助而不是幸災樂禍。期待你我能像使徒保羅那樣說出：「我只專心一件事：就是忘記背後，全力追求前面的事。我向著目標直奔，為要得到獎賞；這獎賞就是屬天的新生命，是上帝藉著基督耶穌呼召我去領受的。」

雙相症／躁鬱症的治療

雙相情緒障礙症的特徵，是緩解時可恢復得相當不錯，但容易復發。若能預防其復發，則許多病患能維持良好的社會功能，且常能有優秀的成就。被接受為有效的情緒穩定藥有鋰鹽、carbamazepine、valproate、lamotrigine等。另外多種第二代抗精神病藥也被認可。

甲狀腺機能亢進引起的身心變化

余先生是中部某高中的數學老師，也是虔誠的基督徒。他個性溫和，說話慢條斯理，做事有條不紊，大家都說他是謙卑斯文的讀書人。某個冬天，天還沒亮，余先生在台北的一位醫生朋友突然在睡夢中被電話鈴聲叫醒。原來是余先生坐夜車趕到台北，一下火車，他就迫不及待打電話給這位醫生，說有重要事情相談。電話中余先生說話又快又大聲，和他平時溫文有禮的講話方式完全不一樣。這位醫生覺得狀況有異，請他立刻到家裡來。

見面時，醫生發現余先生非常激動，不但講話很大聲，而且音調高八度；一直講，沒有逗點，對方完全插不上話；同時肢體動作大開大闔，手舞足蹈，表情誇張，眼睛睜大還一直挑眉，口沫橫飛；神情張揚，說話內容顯然對自己過分自信。

他告訴醫生最近的特殊經驗：有幾次深夜，因不想睡而獨自到住家附近公園散步。每次他都聽到上帝跟他說話，要他辭掉老師的工作，靜候上帝安排，有重要的新任務要交給他。他覺得興奮又期待，所以趕來台北告訴他的朋友，上帝回應了他的禱告。

這位醫生發現，雖然是冬天的清晨，余先生卻一面講一面擦汗。再仔細觀察，發現他的眼球比較突出。於是測量脈搏，心跳太快了。懷疑余先生可能因甲狀腺機能亢進，才引起精神及身體的變化。

醫生立刻聯絡其家人一起來處理。余太太說她先生二個多月前與朋友之間發生不愉快，一直耿耿於懷，無法平靜，後來就變得比較多話，容易生氣。冬天的氣溫比以前涼快了，他卻常常抱怨太熱；胃口變得比以前好，卻越吃越瘦。晚上睡不著就去公園散步，但最近他會說夜裡散步時得到上帝的啟示。余太太雖然覺得他有點怪，但認為也許他心情不好，特別想要依靠上帝。沒想到卻越來越嚴重：他不斷重複說，上帝今天告訴他什麼，明天上帝又要他怎樣做；一會兒說上帝說了好多，一會兒又問上帝為何忽然沉默。

後來安排檢查，結果顯示余先生甲狀腺荷爾蒙非常高，證實他患了甲狀腺機能亢進。經過治療，控制甲狀腺荷爾蒙在正常範圍，他的精神症狀得以恢復正常。

大多數甲狀腺機能亢進的病患，除了脈搏偏高、體溫稍高、怕熱且手腳溫熱潮濕、眼球突出、甲狀腺微腫、胃口好但體重顯著下降等身體變化外，也會出現焦慮不安、容易激動、對聲音特別敏感、失眠等精神症狀。這些精神症狀及身體變化也常在焦慮症的病患身上出現，但差異有三：一是焦慮症患者的體重下降，多半是胃口不好引起的；二是焦慮症患者少有眼球突出現象；三是焦慮症患者對冷熱都可能敏感。這些現象與甲狀腺機能亢進患者胃口好、怕熱不怕冷的症狀有所不同。因此需要做鑑別診斷，以免誤診。

治療方面，首先要針對病因，以抑制甲狀腺功能的藥物來恢復正常。另外可針對其精神症狀而對症下藥。若以焦慮不安為主要症狀，可給抗焦慮藥；呈現明顯憂鬱症狀時，可併用抗鬱藥；以躁症的症狀為主時，可給抗精神病藥及情緒穩定劑；呈現類似思覺失調或妄想症時，則以抗精神病藥為主線藥。通常這些精神藥物並不需要長期使用。

當甲狀腺荷爾蒙恢復正常、精神症狀也消失後，就可試著逐漸把精神藥物減量，然後停藥。但抑制甲狀腺機能所需治療時間會更長，所以不能因荷爾蒙已控制在正常範圍內而立刻停藥。除了藥物治療外，有甲狀腺機能亢進病史的人，在以後的生活中，要調適生活壓力，因為生活上壓力太大時，可能誘使發病。

甲狀腺機能亢進的治療及預防再發，除了醫藥治療外，在社會心理層面上，保持穩定的情緒，增強個人應付生活壓力的能力也非常重要。〈約翰福音〉14章27節耶穌說：「我留下平安給你們，我把我的平安賜給你們。我所給你們的，跟世人所給的不同。你們心裡不要愁煩，也不要害怕。」耶穌沒有應許基督徒在世上會一帆風順、事事如意，但耶穌應許信他的人在困境中仍能得到真正的平安。

上帝賜給人的平安像甘霖一直降下，基督徒能否獲此甘霖，就要看其是否手上端著信心的碗以承受它。如果心裡有上帝帶來的平安，情緒必能穩定，有足夠力量應付生活上的壓力。得到適當的醫療照護及上帝的恩賜平安，必能加速復原，減少再發。

無論透過何種方法，治療躁鬱症的目標應包括：

- 異常心理症狀消失或緩解。
- 內省力發展，自主感增強，認同感穩固。

- 以現實為基礎的自尊心增強。
- 認識並處理情緒的能力得到改善。
- 自主力量、自我協調性增加。
- 擴展愛、工作及對他人適度依賴的能力。
- 愉悅與平和的情感體驗增多。

此外，研究觀察和經驗均表明，當以上這些變化發生後，身體會變得更為健康，對應的抵抗力增強。

引發症狀的另一種可能

約有百分之二十的甲狀腺機能亢進病患出現妄想、幻覺以及思覺失調症或躁症的精神病症狀。本案例余先生就經驗到宗教方面的誇大妄想及幻覺，人也變得話多膽大，呈現躁症現象。有些病患出現被害妄想而呈現類似思覺失調症的症狀。

臨床上，甲狀腺機能亢進病患也可能呈現憂鬱症的情形，但和甲狀腺機能不足的病患相比，後者呈現憂鬱症的機率遠高於前者。要確定甲狀腺機能亢進的診斷，除了身體檢查，以觀察是否有甲狀腺機能亢進的特徵外，抽血檢測甲狀腺荷爾蒙是最重要的依據。

是要在他身上彰顯上帝的能力

聖經中的以利亞也有情緒起伏的問題，那是一個關於信心與勇氣的故事。以利亞去見亞哈王（阿哈布王）時心裡清楚，他所做的事情會惹來殺身之禍，但他卻那麼有信心，一夫當關，前往赴約。他戰勝巴力（巴耳）的先知時，情緒是那麼高亢，為何一聽到王后耶洗別（依則貝耳）要抓他，立刻信心盡失，害怕到帶著僕人趕緊逃命，還坐在一棵樹下向上帝禱告求死？

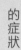

到底是什麼原因使以利亞的心情出現這麼大的起伏？

以現今精神醫學觀點，以利亞的情緒起伏也有點像躁鬱症的變化：從意氣風發、雖千萬人吾往矣的情緒，轉成恐懼害怕、信心盡失；從沮喪求死，很快又變成精力充沛、連趕四十晝夜的路，跑馬拉松的速度比亞哈王坐馬車還快。以利亞除了祈禱求死那一段外，多數時期，他呈現精力充沛，不輕易受挫，有點類似循環性人格。面對那麼有權勢又不友善的亞哈王及王后耶洗別，以及王后所供養的四百五十個巴力的先知和四百個亞舍拉（阿舍辣）女神的先知，以利亞毫不畏懼的應戰。這也讓人想起馬丁路德單槍匹馬面對當時羅馬教廷龐大勢力的場面，若沒有極大的信心和勇氣，絕對是無法辦到的。

基督徒也一樣會受症狀影響而做出一些被認為不檢點、不謙卑，甚至褻瀆上帝的言行。等症狀消失後，病患常會因發病時的作為而羞愧自責，甚至覺得無臉見人而不敢參加聚會。〈約翰福音〉第9章有關瞎眼者得醫治的故事，記載耶穌回答門徒說：「他失明跟他自己或他父母的罪都沒有關係，而是要在他身上彰顯上帝的作為。」

要協助此種情況的基督徒，我們要讓其了解，那些行為是病的症狀，與信仰的好壞及人品無關，鼓勵其回到教會的團契生活。使耶穌醫治的手，藉現代醫療科技及專業醫護人員的愛心，在病患身上彰顯上帝的能力。

團契生活：有力的社會支持

人生的病痛既然不可免，試著把受苦當作成長的訓練，即所謂「包裝的祝福」。持此種態度詮釋苦難，心靈會強大，使自己更有勇氣，並進而能分擔別人的痛苦。如此一來，雖然外在環境依舊，內心卻不再被痛苦所轄制，也就能感受更多的快樂，珍惜生命中的平安。

從這個角度出發，痛苦不再白受，乃是轉化成對自己及別人的祝福。苦難雖然不受歡迎，卻是上帝使人成長的禮物。〈羅馬書〉5章3至4節說：「在患難中，我們仍然喜樂；因為我們知道患難培養忍耐，忍耐蒙上帝嘉許，上帝的嘉許帶來盼望。」耶穌除了以過來人的角度關心受苦的人，也教導跟隨祂的人要去關懷那些弱小的人。基督徒從團契生活中學習彼此相愛，特別是去關心受苦的人。因此團契生活可提供強有力的社會支持，減輕躁鬱症者的孤單無助感。

也許讀者要問：一般基督徒又不是專業人員，如何能幫助躁鬱症者減輕痛苦？安慰一個受苦的人，不是要設法消除痛苦，而是要懷著願意分擔痛苦的心，陪在受苦者身邊；其實，就是專業人員也沒有能力快速消除痛苦。安慰一個受苦的人，有時倒也不一定要講出什麼特別「有效」的話語，而是要作伴。不必擔心要說些什麼話，只需帶著一顆願意分擔痛苦的心去陪伴就足夠了。

禱告：從上帝那裡接受心理治療

處於躁鬱狀態的基督徒，當你與上帝對話時，不論你是用謙卑順服或生氣質疑的口氣，上帝都能體諒，都會聆聽。禱告是與上帝對話，〈約伯記〉記載約伯在憂傷中，一直要找上帝對話，問個明白為什麼他會遭受那痛苦；耶穌也曾在十字架上哀嚎質問上帝為何離棄自己。

也許有人會問；人可以這樣對上帝說話嗎？

其實會這樣說話的人，心中仍有上帝，依然相信上帝；會這樣說話，是想把心中的疑問弄清楚。就心理治療的觀點，這樣的做法比悶不吭聲、都不講話，更有益健康、更有利於解決問題。

禱告可視為一種特殊的心理治療，治療師是上帝。此種心理治療不必像一般醫療體系下的心理治療那樣要預約時間，而是隨時都可以走進去找上帝談。此種心理治療絕對保密，不用擔心談話的內容會洩漏。這麼好的心理治療免費送給需要的人，可惜許多基督徒沒有珍惜它。平時沒有養成禱告的習慣，所以在躁鬱症痛苦折磨下，竟忘了禱告這項利器的存在，沒有使用。

如果你不是基督徒，也可以找你的家人、親戚、最好的朋友，或是願意聽你說話的人。他也許不是心理醫生，也許不能執行心理治療，但你可以藉由他的陪伴與抒發，讓困擾得到緩解。

第七章

如果自律神經失去規律——恐慌症

人體是自帶修復功能的精密機器。

冷氣會故障，系統會不穩。

拿自律神經系統來說，一旦不穩定，會引起各種生理障礙。

當恆定不再穩定，當自律失去規律

人體是自帶修復功能的精密機器。以生理而論，神經系統、荷爾蒙系統等，在腦的指揮下，使身體各細胞協調合作，以維持最佳的生存狀態，叫做「體內恆定性」（homeostasis）。例如一個人在野外看到危險動物時，立刻把資訊送達腦部。腦會在瞬間下令分泌腎上腺素，使心跳加速，血壓上升，肌肉繃緊，準備逃命。

又如人的體溫能維持恆溫，只要體溫改變二十分之一度，腦的體溫中樞就會通過神經系統及荷爾蒙系統，下令身上數萬汗腺調整排汗量，以維持體溫。也就是說身體會自動加熱或冷卻，跟變頻冷氣有點類似。

冷氣會故障，系統會不穩。拿自律神經系統來說，一旦不穩定，會引起各種生理障礙。有些人出現的症狀以消化系統為主：腹脹、腹瀉或便秘；有些人表現在呼吸困難、血壓不正常、心悸或心跳加快等屬於呼吸及心臟血管系統的障礙；有些人頻頻上廁所解小便。上述種種現象常使人以為內臟有毛病而就醫，做了各種檢查卻還是找不出毛病。

其實並不是器官本身出問題，乃是自律神經系統不穩定所引起的暫時性功能異常。此種情形類似電壓不穩時，電燈雖然沒壞，但電燈會忽明忽暗。自律神經系統可比喻為內臟的電壓，當它不穩定時就會呈現器官功能障礙。至於如何分辨是自律神經系統不穩或內臟器官本身有毛病，那就交給醫生解決。

曹小姐最近一個多月曾多次沒有什麼原因，突然發生心悸。當時是在友人車上，她慌張地問：「你有沒有聽到我心跳？我心跳得好用力，撲通撲通，每一下都分明，我都可以感到心臟好像快要跳到喉嚨。我覺得心跳好明顯，你有沒有聽到？一下一下，猛力撞擊胸骨，好像會把肋骨打斷。」

友人一邊開車一邊安撫：「我沒有聽到妳心跳，妳先別急，深呼吸，放輕鬆。」曹小姐更慌張，左搖右晃，好像要從安全帶掙脫，又叫說：「你沒聽到我心跳？我心跳是不是停了，所以你才沒聽到？我是不是要死了，所以你聽不到我心跳？我要死了？我要死了！」友人趕緊把車開到附近醫院急診。

三天後，傍晚時分，曹小姐忽然感到呼吸困難，一呼一吸都很淺，好像吸不到氧氣；不但很淺，而且很快，但感覺氧氣還是沒有進來。覺得胸口好像有塊巨石壓住，搬不開，逃不掉，被這巨石壓得喘不過氣。由於她一人獨居在外，這種感覺更是心驚：「萬一我一口氣上不來，昏倒後沒人發現怎麼辦？」

一週後，週日早上，她吃完早餐，悠閒看報，接著心裡一陣恐慌，以為會死掉，急忙搭車趕往急診處，但在急診處做心電圖、血液及其他各種檢查的結果都正常。她很難理解為什麼明明很不舒服，應該很嚴重，卻檢查不出毛病。

就這樣，她先回家。日子一天天過去，她發作的次數越來越頻繁，每天上、下班途中，她都覺得很緊張，怕萬一在途中發作，沒有人送她就醫，死在路邊，狀況悽慘。

運氣好有醫生救，運氣差就自救

曹小姐說：「原本我下班後很喜歡參加各類活動，因為我覺得與朋友、同事一起是種享受。但自從上次在友人車上那種突如其來快要死掉的感受，我總是找藉口不參加，怕與同事在一起時，若發作會很難堪。每次發作時，我先是覺得心臟跳得很厲害，接著就覺得胸口緊、胸口悶悶的，呼吸困難，我很害怕氣會接不上來，所以就急促呼吸，快速換氣幾分鐘後，接著手腳就覺得麻麻的，頭也暈暈的，心跳更加厲害，我變得非常害怕，又認為自己就要死了。」

這種恐懼感很快蔓延到上班時候，於是她想：不如把工作辭掉算了。不過，即便是在家裡，她也怕，甚至害怕到不敢出門，連買便當都辦不到。總不能每天叫外送，而且她更怕外送的人來時，她又忽然發作，被外送的人送到醫院。

經過幾次急診後，醫生請她去看精神科。她被診斷為恐慌症：一種不限定於特殊情境或場合，會重複發作的重度焦慮。其頻率每週一到數次不等，不發作時可以完全正常，發作時呈現突發性心悸、胸痛、頭暈、呼吸困難，害怕心臟、呼吸會停止而死亡。通常一次發作僅數分鐘，但也可能持續到二十分鐘。

曹小姐此症發作時，會變得恐慌，怕來不及急救而死亡。處在恐慌又不確定能否被救的情境，的確是非常痛苦，病患恨不得立刻衝到醫生身旁得到救助。因此治療上醫生肯定告知病患「此種病不至死亡」，是重要且有用的定心劑。不管是什麼原因引起的恐慌，找到強有力的依靠者，是安定心情的第一步。

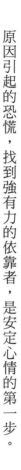

恐慌症的症狀

在沒有特殊的身體疾病及外在原因下，突然一股強烈的恐慌發作，並在幾分鐘內（通常不超過十分鐘）達到高峰。發作時常見的症狀有心悸、胸口緊、呼吸困難、頭暈眩、手腳麻、忽冷忽熱、發抖、冒冷汗、害怕會死亡或發瘋等。發作頻率從每天數次到每週一次不等，每次發作時間持續十至二十分鐘。上面說的所有症狀，不見得發作時都會同時發生，但通常最少會有四至五種症狀同時出現。

前面提到，恐慌症發作時，需要找到強有力、可依靠的救助者，這位救助者不但要有能力，最好又具有能體諒恐慌者痛苦的心懷。我們能找到這位理想的救助者嗎？運氣好時也許會遇到；但也可能遇到高高在上、以冷漠輕視的態度出現的救助者。看來運氣好有醫生救，運氣差就自救。

問題是：如何自救？

現今歐美不少醫學院的「精神醫學教學」開始加入有關宗教信仰的內容，精神科住院醫師訓練課程也加入宗教相關題材。並且在詢問病史時，強調應包括個人宗教信仰史。這些課程及訓練，其目的在於：

一、**使精神醫療人員能了解求助者的宗教活動，其信仰如何影響到日常生活及對壓力的因應**。要有能力做鑑別，避免將正常的宗教或文化經驗當作精神病態，不要誤把「宗教的狂喜」（ecstatic religious experiences）當作躁症或精神病。

二、**在醫療實務上，精神醫學試圖引導病人，使其宗教信仰能發揮力量，穩定其心情**。其重點有：

- 在心理治療方面，致力於研究如何使宗教信仰在治療過程中，以合宜的方法恰當地發揮力量。
- 研究宗教信仰對思覺失調症、躁症、鬱症、焦慮症、強迫症及藥物濫用等各種精神病之病因、精神病理、病程及預後是否有影響。

- 更進一步從神經科學的方法，研究宗教經驗的生理學基礎。這些臨床研究雖然仍在很粗淺的狀況，但已開啟一個探索方向。

基督徒除了尋求醫生的幫助外，應該慶幸還有一位更可靠、更有經驗的救助者——耶穌。對曹小姐而言，症狀消失不是問題，問題是復發。由於她恰好是位基督徒，於是我導以Propst宗教心像放鬆的治療方法。

靈性治療、藥物治療、個人治療與團體心理治療

對過度焦慮緊張的病患，我運用Propst宗教心像放鬆的治療方法。該方法原來是為了憂鬱症所研發的心理治療手冊。此套治療包含治療方式的宗教理論根據、對抗錯誤思考的宗教論點（religious arguments to counter dysfunctional thoughts）、宗教心像放鬆訓練（religious imagery procedure）及改變行為模式之宗教動機等。

Propst曾對失敗主義與完美主義引起的憂鬱反應，提出矯治的聖經根據。完美主義者追求在各方面要做到最好，否則就心裡不舒服，可是實際日常生活中，許多情況是無法達到完美的，因此完美主義者會認為自己完全失敗，一事無成。

針對此種錯誤觀念，Propst提出聖經根據，說明世上的人都不完整，都虧欠了上帝，但上帝就是在人仍處於不完整的情況時，赦免人的過錯，接受我們每一個不完整的人。而且就是因為不完整，人才需要繼續努力改善，也因此才會不斷有新的靈感及構思出現。所以人的不完整正顯示上帝的恩典及慈愛，藉此認識人的不完整而更新其生活。

Propst主要教導病人用二種方式練習放鬆：第一種是**針對預計要發生的事情做預演**（rehearsal）。例如要去參加求職的面試，根據過去的經驗，會在面試時變得非常緊張的人，可事先在想像中反覆演練，想像耶穌的影像伴隨在整個面試的過程，提醒自己有耶穌同在，耶穌會支持、幫助自己克服困難。此種心像法能協助虔誠的基督徒放鬆下來。

第二種方法是**針對過去發生的事演練，以清除該事件留下來的後遺症**。病人重新回憶過去那件事情的經過，但要同時把耶穌的影像加進回憶過程，反覆回憶那些特別造成困擾的情境中有耶穌同在，直到心中痛苦的感受獲得紓解。

達米安神父於一八四〇年一月三日出生在比利時一個貧困農家。他在家排行第七。他有一個哥哥當神父，二個姐姐當修女。一八六三年他的哥哥奉耶穌聖母聖心會之命派往夏威夷傳教。臨行前他哥哥感染傷寒，達米安自動向耶穌聖母聖心會總會長請求替他哥哥去夏威夷傳教。一八六四年他在夏威夷晉升為神父，先後在普那島（Puna）及科哈拉（Kohala）兩地區傳教有九年之久。

一八七三年在一次神父們的聚會中，有人提起專門收容痲瘋病人的莫洛凱島（Molokai）的悲慘情況，亟需有專任神父去牧養島上居民。達米安神父主動向主教表示願意擔任此工作。那一年五月十日達米安登上該島時，年僅三十三歲。達米安神父進入莫洛凱島前曾說：「我知道我是去一個終生放逐之地，我也知道，我遲早會染上痲瘋病。但是，如果是為基督而做，沒有一個犧牲稱之為太大的犧牲。」

當時莫洛凱島被稱為「活人的墳墓」或「死亡之島」。被送到該島的痲瘋病人等於是被拋棄在那裡自生自滅。當時醫學界及一般人對痲瘋的認識非常有限，連神職人員也很怕被感染。達米安神父一進入該島，就把痲瘋病人當一般人。他與他們握手、擁抱，毫不避諱或防備。因此他很快贏得居民的信賴，順利進行傳教工作。

但後來，他卻遭到誹謗與誣告。夏威夷衛生委員會便曾對他下一道禁令：「由於閣下曾進入痲瘋病院，即使短期在外地逗留，也可能散布此傳染病，因此禁止閣下離開傳染病區。」這道禁令使達米安神父有如被囚禁在莫洛凱島的犯人，連去檀香山告解之行也終止。

一八八四年他被確認罹患痲瘋病。雖然他的上級想讓他離開莫洛凱島接受治療，但他的回答是：「與其讓我選擇痊癒離開這裡，我寧願留在莫洛凱與我的痲瘋病人終生在一起。」一八八九年四月十五日，達米安神父病逝莫洛凱島上，享年四十九歲。比利時電視媒體於二〇〇五年，對他們公認的一百一十一位偉大人物進行排行榜調查，發現脫穎而出、排行第一的竟是達米安神父。達米安神父實踐了耶穌說的：「因為人子不是來受人侍候，而是來侍候人，並且為了救贖眾人而獻出自己的生命。」

耶穌死在十字架的苦難及復活是基督教信仰的重點。信仰不是使信徒免於苦難，而是使信徒能渡過困難，勝過苦難。信仰的力量在於使人能面對負面的生活事件，使苦難成為心靈成長的磨練機會，使壓力成為墊腳石，而非絆腳石。同為基督徒的曹小姐，很容易理解並接受這個概念，當然有助其恐慌症之治療。

當然，除了靈性治療，恐慌症治療包括藥物治療及個人與團體心理治療：

- **藥物治療：**抗焦慮藥中之alprazolam及clonazepam是較常使用的藥物。最近抗鬱劑對恐慌症的療效頗受肯定，被認為可能是更合適的藥。恐慌症病人可能在半夜醒來，因心悸、呼吸困難急促而變得恐慌害怕，無法再入睡。有過此種經驗之後，可能到晚上就害怕半夜會再發作而無法入睡，後來甚至長期失眠。以藥物治療此種失眠，原則上依治療恐慌症給藥。有些人傾向於選用clonazepam。因alprazolam藥效短，不適合把一天的劑量集中在晚上給。clonazepam藥效長，適合睡前一次給藥，既可治療恐慌症，又可改善失眠。
- **個人心理治療：**除一再向病患保證不會因發作而死亡，更要積極協助病患學會紓解壓力的技巧，以及增強抗壓力。

● **團體心理治療：**是將恐慌症的病患組成團體，定期相聚，聚會時彼此分享患病及治療過程的酸甜苦辣，互相支持、關懷、鼓勵。

以宗教因應負面事件

當遭遇負面生活事件時，採取埋怨上帝、訴說信仰同道不夠關心，或認為被上帝所懲罰的態度時，屬於有害的宗教因應，無助於困境調適。面對壓力所採取的宗教因應雖可分為有益及有害，在實際生活中所看到的，可能是有益及有害混雜在一起。

宗教因應的三種形式

聽完我解說四種治療方案，同是基督徒的曹小姐提出她一直以來的疑問：「信仰能否治療？姑且不論治癒，信仰可不可能有助病情？能否成為基督徒面臨困境時，遮蔽風雨的大披風？困境是否使人更容易尋求上帝？宗教雖然能幫助人因應壓力，但宗教也可能對壓力因應有害。究竟哪種形式的宗教因應（religious coping）是有助益的，哪種是有壞處？宗教因應對哪些人及哪些情境，或者讓我更明確地說，對什麼種類的病情較有幫助？」

我相信曹小姐第一次在友人車上恐慌症發作時，友人自然而然會正確地將她送往急診，而不是鄰近教會。聖經記載耶穌以其口水和泥，塗在眼睛有疾病者的眼睛，患者痊癒。這是在談靈性上的眼盲。如果有人堅持要照字面解釋，那眼科醫師就都要失業，不得不改行了。

聖經也記載上帝按照祂的形象造人（其他的被造物沒有這樣描述），吩咐人類要好好管理上帝所創造的世界。因為人是按上帝形象被造的，所以唯有人能逐漸累積知識、經驗，使醫學科技有今天的光景，其他的動物一直到現在都沒有這種恩賜。

起初，人類在醫藥科學方面的知識、技能非常有限，就像無助的新生兒，完全依賴父母親照顧。隨著年齡增加，知識也增長，會自己處理更多的事務。醫療科技是上帝賜給人類的恩賜。二千年前聖經寫作的時代，人類在醫藥科學方面的知識仍然處於年幼時期，許多疾病的醫治要仰賴上帝直接介入。二千年後的今天，這方面的知識已經成長許多，基督徒不應該再把人類能醫治的疾病再丟給上帝，這樣做是沒有盡好管家的責任，是停留在不長進的小孩階段。

當恐慌症發作，人性弱點會顯露出來，使人體會人的有限性。人的盡頭是上帝的起頭，但信仰能否成為人因應壓力的助力，仍要看平時是否有練習「以信仰對付壓力」，以及是否誤解信仰。信仰是提供積極面對的力量，而不是逃避地把責任推給上帝。基督徒受召乃是要去克服困難而完成上帝所託付的責任。

宗教信仰上，採取與上帝做伙伴、一起解決問題、認定上帝關心人類且會在人面對壓力時適時伸出援手的態度。持此種信仰態度的人，宗教因應程度越高，面對壓力時的調適越好。同一宗教團體信徒及神職人員的支持，也是有益的宗教因應之道。對所遭遇的負面生活事件（negative life events），有信心會因上帝善意的介入與控制而獲得適當、相當程度的改善。

在實際操作上，宗教因應可能以下列三種形式出現，包括：

- **自力更生型**（self-directing style）：認為上帝給每個人不同的才能去自由運用，每個人應主動盡本分，負起自己的責任。
- **等待型**（deferring style）：遇到問題，不主動想辦法，把責任推給上帝，等待上帝替他解決問題。
- **同工型**（collaborative style）：面對壓力時，一方面主動盡本分，同時也祈求上帝協助。當面對的問題遠超出個人所能掌控，等待上帝的幫助是不錯的宗教因應方式。但所面對的問題是個人不難掌控的狀況時，就不宜等待上帝出面，而應主動設法解決。如何在二者之間拿捏得宜，不是那麼容易的事。

我在本書中一再重複、強調與示範靈性治療在精神科領域的作用，那麼，宗教因應對哪些人及哪些情境較有幫助呢？研究顯示：在困境下，對那些缺少社會資源的窮人、老人及婦女而言，上帝是隨時可尋求的幫助者。另外，平時就重視宗教信仰的人，在面對困境時，宗教能提供緩衝或轉移作用，提高因應能力。宗教因應是否只對處於極大壓力與困境的人提供力量呢？美國所做一項調查顯示，平時就重視靈修生活的人，不論事情是否具有壓力，宗教因應都能提升其生活滿意度。

感覺可能是錯覺，醫身更要醫心

曹小姐問我：「有人認為恐慌症只是一種比較嚴重的焦慮症，對嗎？」

也有人主張患此種病的人具有特殊遺傳體質，它是不同於焦慮症的另一種疾病。病患在沒有特殊的身體疾病及外在原因下，突然恐慌發作。除了恐慌症外，也有一些疾病會出現類似恐慌症的症狀，例如本書第六章提到的甲狀腺機能亢進、心臟之二尖瓣脫垂、低血糖、心律不整等內科疾病，以及畏懼症、激動性鬱症等精神科疾病。醫生會先考慮辨別後，才確立診斷。

曹小姐說：「我知道信仰對我的幫助，但是當恐慌症一發作，我還是會覺得快要死掉了！真的好像快要死掉了！懼怕死亡，那種強烈的感覺，因為我好多事還沒做，好多夢來不及完成，好多話沒有交代，我一想到這些事，就慌！而且是很慌的那種慌。」

恐慌症發作時，常見症狀有：心悸、胸口緊、呼吸困難、頭暈眩、手腳麻、忽冷忽熱、發抖、冒冷汗、害怕會死亡或發瘋等。每人發作狀況不同，不見得發作時所有症狀都會同時發生，發作頻率從每天數次到每週一次不等，每次發作時間持續數分鐘到一至二小時不等。沒有發作時，一般能維持正常精神狀態。而曹小姐的症狀，通常最少會有四至五種症狀同時出現。

試著引導曹小姐以另一種角度來看她的恐慌症，我舉的例子是世界著名的手部外科醫師及痲瘋病專家保羅．班德（Paul Brand），在其著作《疼痛：不受歡迎的禮物》（*Pain: The Gift Nobody Wants*）一書裡對疼痛有很好的描述及頗具正面意義的深度見解。他是在印度偏遠山區傳福音之英國宣教師的兒子，後來回英國習醫，然後又重回印度行醫傳道。他對因痲瘋而失去痛覺的病人有很深的了解及感情，他的一個女兒與痲瘋病癒者結婚。在那本書中，他描述對疼痛的一次非常特殊經驗：

有一次他在身體極度虛弱的狀況下，從英國南部一個港口坐火車去倫敦。下火車到達親戚家時，他發覺自己的腳沒有感覺。身為長年服務痲瘋病人的醫師，直覺反應使他心中充滿恐懼。他拿起原子筆刺自己的腳跟，還是沒有感覺；再拿一根縫衣針刺自己的膝蓋，只看到血滴流出，卻沒有痛的感覺。

他陷入極度恐懼中，心想難道自己已得了痲瘋病？許多意念浮上心頭，他長期英勇對抗世人對痲瘋病人的偏見，如果自己得了痲瘋病，將會嚴重影響他在這方面的努力。痲瘋病將使他不再能繼續原有的工作，以後要如何過生活呢？雖然經過長途旅行，身體非常疲倦，但這突如其來的問題使他輾轉難眠。

等到天亮，他的心情比較穩定，更近一步細想：萬一得了痲瘋，他比倫敦大多數的醫師更懂此病，應該自己先檢查究竟身體哪些部位已遭破壞失去知覺。於是他再拿起縫衣針刺自己的腳跟，接著他因痛而大叫一聲。他說：「從沒有任何感覺，比那活生生的、如觸電般的痛感更令我快樂。」原來前一夜上車後他彎腰駝背坐在火車裡，一直沒有移動，因此壓迫供應坐骨神經營養的血流，導致下肢暫時麻木。為此班德醫師說：「我開口禱告，感謝上帝所賜的痛。從那時起，這句話我重複千百次。」

有時你的感覺只是感覺，就只是感覺而已，不是真的。像曹小姐覺得她自己快要因呼吸不順而死亡，那只是感覺，她不會真的死亡。對班德醫師來說，最後那一針刺進去，那一刻所引起的痛和喜樂是緊密結合在一起的。

醫治的目的是要消除曹小姐的感覺，安撫她，讓她覺得不會死。基督徒無論是他們自己的禱告或別人的代禱，使他們的心靈得到更新，得以明白真理，與人和好，更與上帝和好而看見上帝。這種心靈的醫治才是值得見證的真理，消除不必要的錯覺，真正在他們身上彰顯上帝的大能。

錯誤的見證，偏差的信仰

曹小姐問我：「你為何要在傳統專業治療外，加上靈性治療？」

有相當長的一段時間，精神醫學忽略了宗教對心理健康的影響。其實宗教對人類心靈的影響一直就沒有斷過，只是精神醫學不願意涉入宗教。可是多數精神醫學所要照顧的對象都認為宗教在其生活上有相當重要的分量，這也是為什麼我一直相信靈性觀顧不只是對基督教友有顯著的幫助，對非基督徒與一般無神論者同樣助益良多。

因為牧師和精神科醫師都關心人的心靈健康，牧師從信仰的角度關懷，精神科醫師自醫學立場出發。無論是不是基督徒，相信都能因本書而獲益，並體會我的心靈療法，學習在人的軟弱盡頭，更多、更久仰望那賞賜信心與能力的上帝。

而我也認為：不管精神科醫療人員是否相信宗教，對尋求幫助者的宗教信仰應有基本了解。因此精神醫學開始尋求與宗教對話。畢竟精神醫學與宗教都關心人類心靈的健康，能放棄對立而共同為心靈健康而努力，是有益於人類的。而一些初步的研究已顯示，宗教信仰的確有助身心健康。因此有人認為，在生物—心理—社會（bio-psycho-social）之外，應再加上靈（spiritual）的層面，才算是完整的全人照顧醫學。

但話說回來，不能矯枉過正，誤用見證，錯誤地引導大眾。曾經有一位產婦做見證說，她在接近生產時，她的婦產科醫師經過詳細評估後，認為自然生產對胎兒有很大的危險；經請教其他婦產科醫師，也是同樣意見。但她拒絕剖腹生產的建議，憑信心禱告，終於平安順利生下小孩。雖然是平安生產，但在那種情況下，自然生產對多數胎兒是會造成傷害的。有時候基督徒太過以自我中心去思考，做一些特殊「神蹟見證」，冒那樣的危險，是否值得，實在值得深思。

其實，除了不能誤用見證，也不能誤用聖經。而這兩項都是基督徒會犯的錯誤。有些人聖經背得很熟，經常引用，家裡也掛上很漂亮的「基督是我家之主」的匾額，可是生活沒有見證，反而使上主的名受羞辱。

有這麼一則故事說，某日下午有一對小兄弟吵架，他們的母親下班回家時，看到他們還在生氣互相不講話。於是這位在教會也當主日學老師的媽媽把孩子叫過來，對他們說，聖經教導基督徒不可含怒到日落，要他們趁天黑前互相道歉和好。哥哥立刻向弟弟說對不起，但是弟弟卻不說話，只跟媽媽說要先進房間禱告。媽媽以為弟弟要先向主認罪，就讓他進去。

弟弟進去後就大聲禱告，讓在外面的媽媽聽了差點昏倒。弟弟禱告說：「上帝啊，老師說祢曾在〈約書亞記〉裡聽約書亞的禱告，使日頭停止不動，請祢也聽我的禱告，使日頭不動，因為我還要生哥哥的氣。」

基督徒有時也像那位弟弟，誤用聖經而不自知。避免錯誤見證，不要誤用，這也是靈性治療時要特別注意的。

閉上眼睛，撫平恐慌

當曹小姐的恐慌症再次發作，她先閉上眼睛，默想道成肉身的耶穌，在世上最後十幾個小時的經過。首先請注視深夜裡耶穌孤獨地在客西馬尼園（革責瑪尼園）禱告的情景，〈路加福音〉22章44節說：「在極度傷痛中，耶穌更懇切地禱告，他的汗珠像大滴的血滴落在地上。」緊接著耶穌就被捕，接受一連串的審問、戲弄、侮辱，彼得三次不承認耶穌，然後釘十字架。

其次，曹小姐再注視耶穌在十字架上最後的一幕情景。〈馬太福音〉27章46節及〈馬可福音〉（馬爾谷福音）15章34節都記載耶穌大聲喊說：「我的上帝，我的上帝，祢為什麼離棄我？」這喊叫是有肉身的人，所能經歷最大的身心痛苦；因為那是眼看就要被人神共棄而死亡時，極度恐慌下的喊叫。道成肉身的耶穌經歷了人類最大的恐慌。

因此，對任何一位被恐慌所困的人來說，如果耶穌是你所信賴的主，你可確信祂不會高高在上，冷漠地讓你孤單哀叫，因為耶穌深刻了解這種痛苦。所以請你在恐慌來襲的時刻，求主耶穌陪伴你。

在曹小姐結束默想前，還要請她在腦中重現這一幕：〈路加福音〉23章46節記載，在前述痛苦的喊叫後不久，耶穌大聲呼喊說：「父親哪！我把靈魂交在祢手裡。」說了這話，他斷氣而死。從這段經文，我們看到在很短的時間內，耶穌由極度恐慌進入平靜。

什麼力量能撫平這麼強烈的恐慌呢？必定是天父靜悄悄地來到身邊，耶穌才能在很短的時間裡，從痛苦地呼喊「我的上帝，我的上帝，祢為什麼離棄我？」轉變成安然地說：「父親哪！我把靈魂交在祢手裡。」要了解此種轉變，讀者可想像一個接近死亡威脅、極度恐慌的孤單小孩，在不知所措時，突然發現父親悄悄來到身邊，於是一頭鑽進父親懷抱裡的那種感受。死亡的恐懼不再能威脅他，恐慌自然會消失。

親愛的讀者，如果你或你的親人、朋友遭受恐慌症之苦時，除了醫生的醫治外，請試著在恐慌來襲時，盡可能以最慢速度做深呼吸，同時祈求主進入心中，將一切交在主手裡，主的平安會撫平人的恐慌。

如果你不是和曹小姐有相同的基督信仰，前面所述兩個方法照樣好用：第一，針對預計要發生的事情做預演；第二，針對過去發生的事演練，以清除該事件留下來的後遺症。讓自己平靜，找到力量，撫平恐慌，不再懼怕。

信心與醫治

在此，我很願意與讀者分享「信心與醫治」這門功課。主耶穌在世上的日子，他在醫治肉體的病時，常會加一句「你的罪得赦了」。意思是心靈得到醫治。其實這才是醫治的重點，可惜一談到信心與醫治，許多基督徒就把它聯想到「醫病特會」的醫治或通過禱告得醫治，而忽略了靈魂得到醫治這更重要的層面。

我們常聽到基督徒做見證，如何通過信仰的力量，奉主耶穌基督的名，病得到醫治。基督徒確信上帝是無所不在、無所不知、無所不能的主，只要上帝願意，上帝能醫治人無法醫治的病。在這裡請各位注意，我強調的是「人無法醫治的病」。如果是人有能力治的病，人就應該負起責任去做而不應該只靠禱告祈求，丟給上帝去做。

有些基督徒強調只需藉信心禱告祈求，就必得著。這種做法表面上看好像很有信心，其實從另一個角度看，是把上帝看成供其差遣的僕人。

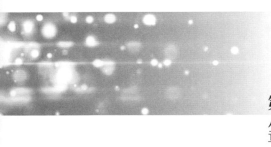

第八章

止不住的妄想——思覺失調症

他們驚惶戰慄，以為見到了幽靈。

耶穌對他們說：「你們為什麼煩擾呢？為什麼心裡疑惑呢？看看我的手和腳！是我，不是別人！摸一摸我，你們就知道；幽靈沒有肉沒有骨，你們看，我是有的。」

——路加福音24章37至39節

誰被附身？被誰附身？

小穎是高三學生，勤奮認真，各種大小考試，全心全意準備，晚上常念書到很晚。有人念書喜歡聽音樂，她沒有；有人念書會哼著歌，她也沒有；有人念書會喃喃自語增進記憶，她還是沒有。

夜深人靜，她沒有聽到音樂的聲音、沒有聽到唱歌的聲音、沒有聽到自己的聲音，卻聽到別人的聲音。房間明明很安靜，很安靜，非常安靜，但她聽到人的聲音，很清楚，非常清楚。

是一個低沉老婦人的聲音，她很確定。

小穎不是膽小的人，於是，她慢慢轉頭，想看清楚那位老婦人，也想知道她是怎麼進到自己房間的，更想知道老婦人要做什麼。

但是，小穎更確定的是：房間只有她自己一人。

小穎又看了一會兒書，這時，她猛然轉頭！

房間還是只有她自己一人。

可是聲音還在，不但在而且清楚；不但清楚而且重複。終於，小穎明白了：發出低沉老婦人聲音的，是她自己。

她告訴媽媽，媽媽嚇壞了，趕緊告訴丈夫。小穎的爸爸問：「妳怎麼會發出老婦人的聲音？會不會是讀書太累所以產生幻覺？幻聽？」

小穎卻十分肯定告訴爸媽：「有一晚上，我迷迷糊糊快睡著時，有一個鬼趁我打哈欠時，跳進我的嘴裡，我突然驚醒，鬼卻已經不見了。」

「那個『鬼』，妳說妳聽到是老婦聲音，她說什麼？」媽媽心疼問。

「小穎，妳念書是沒有用的，我要讓妳考不上。我要讓妳變醜，永遠交不到朋友。我要陷害妳，讓妳生病，永遠好不了。」身體是小穎，聲音是老婦。那聲音不是裝出來的，很沙啞低沉，讓人毛骨悚然。

小穎的爸爸大叫一聲：「何方鬼怪？快給我滾！」

媽媽和小穎都嚇一跳，小穎忽然哭了，用原本平常細柔的聲音說：「媽媽，救我！媽媽，救我！」緊接著又變成低沉老婦人的聲音說：「哭也沒用，妳媽媽救不了妳。沒人救得了妳！沒有。」

爸爸也吼不出來，太震驚了。

父母竟然沒有求助專業醫療，而是求神拜佛。因為父母認為是冤親債主來討債附身，於是跑了多所寺廟，但全然無效，低沉又帶威脅的各種聲音一再出現。家人也都相信她被鬼附身，又帶她去基督教會求助，情況仍沒改善。

接受現代醫學，不可落後二千年

或許大家認為不可思議：家長為何不求助專業醫療，而是認為神鬼附身？

遠古時期，民智未開，各類迷信充斥，這是不難理解的。當時人類有關疾病方面的知識相當有限，以當時的知識範圍及語言，表達對疾病的看法，「鬼附身」是最自然且容易被接受的解釋。

但經過二千年，各類資訊飛快傳播，過去遙不可及的專業知識，現在上網立即可知。若有疑慮，無論精神或身體的狀況，都應該樂意的、積極的接受現代醫學，趕快解決問題。若堅持引用二千年前的語言，以「鬼附身」看待疾病，那豈不是輕看了二千年來辛勤找到的真理及好不容易累積的專業知識？

當然，以基督徒觀點而言，這是辜負了上帝對人類的特殊恩典。人類從創造主所獲得的特殊恩典——照祂自己的形像造人——學習、累積了很多有關疾病的醫學知識。這些知識是上帝給現代人，用以了解疾病的真理。這些真理會使人類從疾病的奴役中得到不少自由（雖仍無法完全自由），基督徒應以感恩的心領受。

讓小穎父母「覺悟」的是：這一天，小穎一再撞牆，父母及姐姐驚覺不對，這樣自殘下去，會有生命危險，於是緊急護送到急診求助。內科醫師檢查後，認為她精神異常而轉介到精神科住院治療。

在半小時的精神檢查面談過程中，小穎時而以低沉老婦人聲音說出責難威脅的話，時而以她平常的聲音哭著求醫生救救她。當聲音說出要破壞她的臉蛋時，她就用雙手抓傷自己的臉，醫生請護理師把她的手包起來免得再用手抓傷時，那低沉的聲音又出現說：「包起來也沒用，我要咬斷妳的舌頭。」接著她就真的咬起舌頭來。因此醫生請護士準備注射讓她睡一下，此時那低沉的聲音又說：「打針也沒用。」

像小穎這樣類似魔鬼附身的情形，應區別是同時併有兩個精神疾病，或只是思覺失調症的妄想、幻覺。有些思覺失調症病人宣稱被一群鬼所指控制、折磨；有些病人會聽到神明或魔鬼的聲音，責備或鄙視病人不應該有色情念頭。

面談時小穎告訴精神科醫生，在夢見鬼從她的口跑進身體之前好幾個月，她已經覺得別人常在背後指指點點談論她；看電視或收聽廣播時，她覺得很多內容是在影射她。後來她覺得自己一舉一動或腦子裡想的事情，都受到某種外來力量所控制；甚至會聽到聲音，這聲音的內容完全是她腦子裡想的大小事。

綜合她的發病經過：先是有妄想及幻覺，後來才出現類似被鬼附身的症狀，診斷她患了思覺失調症。經過抗精神病藥治療後，她的症狀改善，幻覺消失，也不再出現以低沉老婦人聲音講話的現象，但仍有模糊的被害妄想。

思覺失調症的病因目前仍未能確定，曾經被提出的學說有病毒感染（母親懷孕時得流行性感冒）、生產過程受傷等等，目前多數學者認為與遺傳體質有關。

本案例的小穎在後面的階段呈現類似台灣民間所流傳的鬼附現象，醫學上稱之為附身症候群（possession syndrome）。小穎在呈現附身現象前，已經有一段時間的妄想及幻覺症狀，其表現只能說是妄想及幻覺之精神病症狀，借用附身的外衣呈現出來，所以診斷為思覺失調症，而不是附身症候群。

思覺失調症之症狀

思覺失調症的症狀分為正性症狀與負性症狀，分述如下：

正性症狀

● 妄想：常見的有被害妄想、關係妄想。施耐德主要症狀（Schneider's first-rank symptoms）表現如：思考被廣播、思考被剝奪、思考插入、被控制妄想（行為及身體被外界某種力量影響及控制）。

● 幻覺：以聽幻覺最常見，聽到二個以上的人在談論或爭論有關病人的思想或言行，為最典型的幻覺。視覺方面也可出現異常經驗，除了視幻覺外，有些病人在發病初期會斷斷續續覺得周圍的人或東西，突然變得越來越小或越大，或東西的顏色變得很特別等特殊經驗。除了聽覺及視覺的幻覺外，其他感官的幻覺也可能出現。在診斷思覺失調症上，思考連貫性的障礙比幻覺症狀更重要。因為很多器質性精神疾病（包括腦炎、癲癇、內分泌障礙、藥物濫用等引起者）也會有幻覺經驗。

- 胡言亂語：在語言上呈現思考流程障礙，不論是講出來的話或寫出來的句子，前後無法連貫，出現語無倫次、答非所問的情形。
- 整體上混亂或僵直行為（catatonic）：對環境的刺激反應減少，甚至完全沒反應，即所謂緊張性靜呆（catatonic stupor）。或反過來呈現混亂、漫無目的的過度動作及行為，即所謂緊張性激動（catatonic excitement）。呈現奇特姿勢及行為，如做出奇特姿勢、拒絕現象、矛盾動作、仿同動作、蠟曲現象等。

負性症狀

- 表情淡漠（affect blunting）：面無表情，說話缺少抑揚頓挫。
- 言語貧乏（alogia）：呈現話量少且內容貧乏，無法主動進行對話。

● 意志力缺乏（avolition）：無法主動進行有目標的行為，甚至整天呆坐或躺臥、忽略進食及個人衛生。
● 社交驅力的缺乏（asociality）：呈現獨來獨往。
● 興趣動機缺失（anhedonia）：對周遭事物不感興趣，顯得退縮。

宗教與思覺失調症

在台灣，有些思覺失調症病人會宣稱有神明附身，他們幻聽有許多神明在對話，並解釋為神明群集在他們身上；也有妄想自己與神明對話，甚至與神明結婚的案例。

我看過一位思覺失調症病人，長期以來天天跟太陽神對話。而有些病人會把現代科技融入其宗教妄想中，認為神明透過電磁波、電腦指示他做某事，或啟示他的智慧。台灣的道教融合各種民間宗教長期以來累積的教義，思覺失調症病人也可能出現「媽祖情結」、「彌勒佛情結」、「觀音菩薩情結」、「關公情結」等等。

宗教不可能是思覺失調症的病因，但宗教與思覺失調症仍有一些值得探討之處。因為宗教對思覺失調症之症狀學（symptomatology）有相當的影響。思覺失調症會影響病人的思考、行為及情緒表達，宗教對這三方面的核心症狀不會有改變，但會改變症狀的內容。

以基督教文化為背景的病人為例，其思考症狀的妄想可能呈現為「彌賽亞情結」（Messiah complex）。病人宣稱自己是再世基督，或受託為基督再臨、先知，甚至還能吸引一群人相信跟隨。一九七〇年代美國吉米・瓊斯（Jim Jones）及其跟隨者，變賣在美國財產，移民到奎亞那，最後集體自殺的案件就是典型例子。

雖然思覺失調症病人並不會比一般人有更多的宗教經驗，但在進入青春期時，此類病人對宗教之興趣的變化較明顯，有些人變得比以前更熱心，有些人反而熱心消退，最後放棄。而一般人在青春期較少有對宗教興趣上的改變。

就本案例來說，病患及其家人都沒有認識疾病方面的真理，他們以為是鬼附身而不是病，因此心靈及軀體均受制約，得不到自由。〈約翰福音〉8章32節說：

「你們會認識真理，真理會使你們得自由。」人透過耶穌而認識真理，使人的心靈及軀體從束縛狀態得到解救。

思覺失調症患者的婚姻

過去對思覺失調症患者之婚姻狀況的研究，發現單身及離婚者比已婚者高出很多，這項資料曾被誤以為結婚能改善此病，台灣甚至有人以為結了婚病就會好。

其實單身或離婚的案例多，是病的結果，而不是原因，因為思覺失調症會使病患的能力退化，所以較不容易找到對象，因此有較多的單身。此外，思覺失調症也會導致處理人際關係的能力變差，跟長期生活在一起的家人相處有困難，跟成年後才一起生活的配偶相處更困難，因此離婚的機率比一般人高。

被害妄想：誰在監視我？我注意力無法集中

石小姐到美國留學，不到二個月就因為精神不正常，由學校聯絡家人把她帶回台灣。

大學三年級時開始時，她常常覺得注意力無法集中，特別是當周圍比較吵雜的時候，她會覺得不知所措：感覺有人在她左耳邊說話，又覺得是右邊聽得比較清楚；時而認為左耳聽到的要優先處理，一下子又覺得要先做右耳聽到的事，恍恍惚惚，慌慌張張，不曉得該先注意哪件事。

除了注意力分散，她腦子有時會忽然一片空白，有點像斷電後的電腦螢幕，明明有資訊，但就是顯示不出來。斷斷續續她發現，對方講話她無法了解，明明看到對方嘴巴在動，聲音卻好像一台掉進水裡的收音機，周遭的事物彷彿是放慢了十六分之一的速度在移動。

課堂上，她也覺得不再像以前那樣，對老師的講課一聽或一看就自然理解。看電視更是搞不清，別說是劇情，連人物都混在一起。她很緊張，驚覺自己的接收能力出了問題。這種情形使她和別人在一起時，常常很尷尬，因為她連很簡單的對話也聽不懂，不知該如何回話。她漸漸無法與人互動，因此她乾脆退縮，儘量避免和別人打交道。

一個人的精神可表現在思想、情緒（喜怒哀樂等）表達，以及行為等幾個層面。通常一個人在上述三方面的表現是彼此配合一致的，例如談到快樂的事情時，主觀的會感到高興，而且行為會讓人覺得是快樂的。但石小姐顯然不能將此三方面整合，思考前後不連貫，導致與其表情、行為不一致。嚴重時，不論是講出來的話或寫出來的句子，邏輯有誤，順序不對，無法連接；出現語無倫次或答非所問的狀況。

此外，自言自語、傻笑、幻覺、妄想等都可能出現。最後只好退縮，不與人來往，情緒的感受或表達越來越冷漠，變得沒有表情，智力也會逐漸退化，甚至逐漸變得懶散而忽略個人衛生。

在這同時，石小姐也開始覺得別人會在背後議論她，內容是如何陷害她；後來她認為路上的陌生人也會對她指指點點，商量如何聯手詐騙她；電視或電台播出的、報紙登載的訊息，也在影射她。她隱隱約約有個結論：有人要傷害她。

這種感覺越來越強烈，她開始覺得一直有人在監視她，從早到晚，一舉一動。心裡在想什麼，無論要事瑣事，別人馬上就會知道；不但被知道，還會有聲音把它唸出來，一字一句，清清楚楚。她覺得不只她聽到而已，她認為一定已經傳播出去，別人都知道了。

有時她會聽到好幾個人的聲音，在討論她想做的事，不但批判，還帶揶揄，間或嘲笑；那群人時而意見一致，時而互相爭論。甚至芝麻小事，例如她在洗臉刷牙時，那些聲音也會出現，有時說她洗得不夠乾淨，有時甚至命令她該怎麼洗。她的精神像是有四匹馬的馬車，分別向東南西北四個方向扯裂。

石小姐最嚴重的時候，覺得她被某種外來力量所控制，她不再能自己作主，她腦中的所有想法都被知道，心中的任何隱私都被傳播，這令她覺得既痛苦又害怕。她認為可能是某一集團的人在整她，收買她的牙醫，在她補牙齒時把一個很精緻的微小儀器藏在她牙齒裡。她認為那個高科技產品會記錄並發送電訊，把她的一舉一動傳給某個集團。而她到美國的真正用意是要經由學校協助，向美國聯邦調查局請求找出到底誰在整她。

當她在美國向學校提出此要求後，學校就把她送到醫務處，然後通知她在台灣的父母，把她帶回台灣醫治。

何謂妄想症

妄想症（Delusional disorder）是出現一種或多種妄想，且持續最少一個月，並且不符合思覺失調症的診斷準則。

妄想症病人雖不至於有太過怪異的行為，妄想內容也不會過於荒誕無稽，且多半能與日常生活搭上線（如認為伴侶對自己不忠的嫉妒妄想），但仍明顯表現出多疑、敏感、不信任他人、缺乏安全感等態度，以至於影響家庭關係、人際交往、工作效率等。其種類有被害、嫉妒、誇大、愛戀、身體等妄想，其妄想通常相當系統化。平均發病年齡四十歲，盛行率約百分之〇．〇三。可以分為下列幾種亞型：

- **愛戀妄想型**（erotomania type）：患者堅信某人正與自己相戀，而且認為是對方愛上患者，並自認為對方礙於外界因素才無法直接對其表達愛意，故病人會以間接方法傳遞訊息，如寫信、送禮或秘密跟蹤妄想對象，使對方不堪其擾。其心理機轉是自己不為人喜愛的感覺，轉成被愛的誇大妄想。有時病人會抱怨愛人沒有回應，甚至採取報復行動。
- **誇大妄想型**（grandiose type）：自認有了不起的身分、才能（但不為人知）、遠見或重要發現。誇大妄想的心理機轉可能是為了消弭緊張、自卑而衍生出誇大妄想。歷史上有誇大妄想症的宗教領導人，最後往往造成追隨者悲劇性傷害。美國人民殿堂（Peoples Temple）教派的瓊斯牧師（Rev Jim Jones）就是代表型案例。
- **嫉妒妄想型**（jealous type）：指在沒有確切證據下，仍堅信配偶或愛人有外遇，並且常出現跟蹤、監聽、限制配偶行動，甚至引發命案。
- **被害妄想型**（persecutory type）：妄想主題可能牽涉到患者相信本身被人陰謀設陷、欺騙、監視、跟蹤、下毒或下藥等等。常以關係妄想型式表現出來；有時是與誇大妄想互為因果，覺得別人是因為其特殊身分、地位、財產而要加害。

- **身體妄想型**（somatic type）：當妄想主題牽涉到身體功能或感覺時，適用此亞型。例如病人堅信身體有實際上不存在的疾病或現象，如體內有蟲在爬、身體變形等。
- **共享妄想症**（Shared delusional disorder, SDD）：這是一種二個人以上、具親密情感關連的人，擁有共同妄想的妄想症。但只有其中之一是真正的妄想症病人，其餘的人是受感應而分享其妄想。只要將這些人隔離，通常症狀會消失。該真正病人通常是強勢者，被感應者通常相當依賴、尊從該強勢者。該強勢者的原始妄想及所誘發的妄想，通常是慢性的，其本質屬被害或誇大。妄想症的宗教領導人與其跟隨者之間常存在感應性妄想症。

被卑視妄想：全然接受，長期抗戰

丁媽媽幾年來每月一次按時帶著女兒來看病。這對母女關係相當不錯，在候診時總是有說有笑。會談時，她們喜歡談談一個月來的生活點滴，很多次談到她兒子時，丁媽媽都不免落淚。原來丁媽媽二個小孩都患了思覺失調症，先是女兒生病了，幸好很快看了精神科醫生，治療效果不錯。女兒病後雖然不能繼續升學，卻也在工廠找到工作。這幾年中，雖然女兒也曾想辭去工作，準備公務員考試，但經討論後，仍決定留在工廠。

三年前兒子也生病了，起初丁媽媽很難接受，她哭了好長一段時間，埋怨上天對她不公平，守寡又有一個女兒得病已經夠苦了，怎麼連兒子也生病了。在醫療人員安慰及鼓勵下，丁媽媽逐漸接受這個事實，也慢慢恢復往日的笑容。

兒子病情穩定後，在修車工廠當學徒，剛開始工作狀況還好，一段時間後，他覺得同事瞧不起他。母親說他多心了，同事不會無緣無故瞧不起人。但他很確定自己的穿著、用的手機、出身背景，還有很多方面都不如人；也確定自己沒資格和同事互動，以免受傷更深；更認為自己連當工廠學徒也不配。

二年前，兒子開始抱怨說他念了那麼多年的書，不甘心做修車工人。於是辭掉工作，上補習班，專心準備考試。但過了一陣子，他又覺得去圖書館看書時，鄰座的人對他批評、諷刺；在補習班時，也覺得老師認為他程度不好，故意譏諷他。而同樣補習的同學更是斜眼看人，根本瞧不起人。母親溫言勸說：「他們又不認識你，何來冷言冷語？」

不久他又藉口藥物使他思考遲鈍，不肯接受治療。約經過半年，他病情惡化，變得非常暴躁、多疑。責怪母親在他第一次發病時送他住院，誤了他的前途。他認為外面的人都故意找他麻煩，聯合起來要整他。

自這次惡化後，丁媽媽的兒子就不再到醫院看病，只由他母親或姐姐把病情告訴醫生，然後開些藥回去。多數時間他拒絕服藥，偶爾在媽媽及姐姐半求半騙的情況下，才服點藥，還要求給錢做交換條件。每次丁媽媽向醫生說到這一點時，不自覺落淚，擔心將來她過世了，誰去求她兒子服藥。

三管齊下，不因家人觀念而延誤就醫

思覺失調症是各種精神疾病中，比較嚴重的一種。早期所報告典型的案例，多數在青春期發病，病程到後來智力會顯著退化，故此症曾被稱為早發性失智，目前醫學上定義為思覺失調症。有些病人只發病一次就未再發作，其恢復情況不錯，但若與未生病前的正常情況比較，其智能仍會有些退步。約有一半病人，若能好好治療，尚可維持起碼的社會功能，但仍有些病人治療效果不理想，越來越退化。主要治療方法有以下三種：

藥物治療：思覺失調症的治療是多方面的。自抗精神病藥於一九五〇年問世以來，對症狀的控制獲得相當的改善，抗精神病藥物治療已被公認是思覺失調症治療上的基本要項。第一代抗精神病藥（antipsychotics）主要療效是針對妄想幻覺、激動、緊張症狀等所謂正性症狀，對負性症狀療效不佳。第二代抗精神病藥對正性症狀及負性症狀均有療效，通常要數週時間才能顯現；症狀消失後，仍需繼續治療至少一年。而第一次發病且療效顯著者，最好繼續治療一年半，再試著逐漸減藥。

若依然有輕微症狀甚至完全復發者，建議長期維持治療。抗精神病藥有些副作用，特別是類似巴金森氏病的副作用最讓病人及家屬不舒服。近年新開發的藥，在此方面的副作用顯著減少，比較容易被接受。★

電痙攣治療：主要是針對藥物治療反應不佳，無法忍受藥物副作用的病人，控制其急性發病或惡化時的解組、激動、緊張症狀。對妄想幻覺症狀之療效不佳。

社會治療及心理復健：由於相當多的思覺失調症病人有認知及社會功能的缺損，所以需要復健治療。個別心理治療的重點在支持性的治療，包括情緒的支持，疾病的衛教與適應，生活、藥物、工作、家庭的諮詢等。思覺失調症會使得病患在處理人際關係方面有困難，因此會從人群退縮，以減少應付人際關係所引起的焦慮不安。患者需教以社交技巧，使其在與人相處時較自在。但照顧者切記不可過度關

★因需維持長期治療，故對那些不能按時或拒絕服藥的病患，可選用長效針劑注射，通常每二至四星期注射一次就可維持療效。對那些需要維持治療的病患，若停藥時，通常在前幾個月不太會惡化，而且病人因類似巴金森氏病副作用消除了，反而顯得活潑。因此常誤導病人及家屬，以為不治療更好。停藥超過三個月，惡化復發的機會就逐漸增加。每一次復發，就增加一次對腦部的傷害，並且所需藥量可能提高。

心，事事介入，這會引起反效果，造成更大焦慮，加速惡化。

團體心理治療的重點在情勢的支持、疾病的適應、人際互動的增進、社交技巧的訓練等。由於思覺失調症的家屬負擔照顧病人的責任，且研究顯示家人的高情緒表露（high emotion expression），如過度保護干涉的態度、敵意、批評等，與病人的高復發危險性有相關。因此要對家屬做疾病與藥物的衛教：家屬情緒的支持，降低家屬高情緒表露，提供家長照顧病人的諮詢。其重點在於自我照顧訓練、獨立生活訓練、社交技巧訓練、職業技巧訓練等。復健機構包括慢性復健病房、日間醫院、庇護工廠、康復商店等。最終目標則在讓病人能回歸社區。

這三種傳統治療不僅歷史悠久，療效亦佳，但接下來我想談談也是極為重要的靈性治療。

生活不適合我們，我們就適應生活

思覺失調症常使一個人的心智受損。但若能好好尋求現代醫療的協助，願意接受耶穌，則雖然仍有缺陷，及可能殘留一些症狀，仍可脫離被病折磨困擾的舊人，心靈上成為新造的人。〈哥林多後書〉5章17節說：「無論誰，一旦有了基督的生命就是新造的人；舊的已經過去，新的已經來臨。」患者多少都會因病影響腦部而使智力退步，故對需要用腦的工作或課業方面不要期待太多。工作上宜避免需處理複雜人際關係，一個工作能持續下去，比換更高職位、更好待遇的新工作還重要。勞力的工作比勞心的工作更適合，但對生活作息則應盡可能要求和別人一樣。

由於患者腦部受損，不能再像以前那麼有競爭力，在現實生活上難免受挫折。有些病人無法接受此事實，不願意就其能力限度內好好做事。若你是基督徒，與其抱怨，不如想想〈腓立比書〉4章12至13節中保羅所說的這段話：「我知道怎樣過貧困的生活，也知道怎樣過富裕的生活。我已經得到秘訣：飽足也好，饑餓也好；豐富也好，缺乏也好，隨時隨地，我都知足。藉著基督所賜的能力，我能夠適應任何一種情況。」

當年保羅一面傳福音、一面努力工作賺取生活費用，他沒有埋怨為什麼他還要雙手勞苦工作。再想想耶穌也曾勞動他的雙手，辛勤做木匠，若能體會耶穌和保羅的經驗，則雖然思覺失調症帶來不便，仍能脫離怨恨的心，達到保羅那種心境，以感恩的心接受自己的光景。

思覺失調症的抽象思考能力變差，而呈現固化思考（concrete thinking）。此現象是相當常見的症狀，例如〈馬太福音〉5章29至30節記載耶穌教導說：「假如你的右眼使你犯罪，把它挖出來，扔掉，損失身體的一部分比整個身體陷入地獄要好得多。假如你的右手使你犯罪，把它砍下來，扔掉，損失肢體之一比整個身體下地獄要好得多。」一般人讀這段經文會了解這是比喻式的教誨，但思覺失調症病人可能照字面了解並實行，因此出現挖掉右眼或砍掉右手的自殘行為。文獻曾記載五十多例此類思覺失調症的自殘案例。

針對宗教妄想的靈性治療

思覺失調症病人的宗教妄想大約可歸類為誇大妄想、被害妄想及被卑視妄想等三方面。病人並不會比一般人有更多的特殊宗教經驗，但其宗教經驗容易在潛伏期或快發病時出現。也許病人快發病時，想抓住一些東西以穩定其快要崩潰的心，而以宗教經驗顯露其內心的掙扎。

對具誇大妄想者，可引用十誡經文，或耶穌教導門徒要謙卑的經文與之對話。

有一次一位非常有禱告經驗的信徒到海邊玩，當他漫步在懸崖邊，一不小心跌了下去，幸好被一棵樹勾住。於是他向上帝禱告，請上帝來救他。當他虔誠禱告之後，有一條小船行過懸崖邊，船上的人勸他跳下去，以便從水上救他。但他堅持繼續禱告，等上帝派天使來救，船上的人只好尊重他的要求而駛離。不久，有一架直昇機飛過來想救他，可是他仍然堅持要藉禱告求上帝派天使救他，因此直昇機也離開了。過不久這個人終於體力不支，跌落海裡而死。當他見到上帝，很不以為然地質問上帝為什麼沒有聽他的禱告？但上帝回答說，那條船及直昇機是聽到他的禱告後派去救他的。

你說到底上帝有沒有聽這個人呼救的禱告呢？

對被害妄想者，可引用「上主是我們隨時的幫助者與保護者」的經文。

被害妄想者未經深入了解，憑著表面的印象就下結論，評斷別人。我們常以為親眼目睹的，就是真的，但事實上，「眼見」真的可以「為憑」嗎？未必。

我念小學的時候，我們家叫做台中佛教會館。會館內有兩座佛堂，我們稱它前殿與後殿。有一天，暫住前殿的劇團發生騷動，有人大聲喊鬧鬼了。我跑進去看到底發生什麼事情。他們指給我看，其中有一個木製的小型牌位正在搖晃，並發出聲音。聲音不大，但夜晚聽起來特別清楚，特別恐怖。

當時佛堂可供信徒寄放過世家人的骨灰或牌位，那些演戲的人看到牌位會搖晃並發出聲音，心裡害怕，直覺認為是鬧鬼。我拿起牌位，發現牌位背後有一個薄木片隔的小空間，有東西在裡面跳動。打開一看，跳出一隻壁虎。原來那隻壁虎不曉得怎樣鑽進去，卻跑不出來，大概急著要衝出來，所以發出衝撞聲，並使牌位搖晃起來。

其實，除了我們可能看走眼外，我們還會因個人的生活經驗、價值觀念、意識型態等等，而對親眼看到的人、事、物做各種詮釋。不同的人有不同的詮釋，如瞎子摸象，每個人都只了解一部分。不要以自己所了解的當作全盤的真理，隨意論斷別人。

對被卑視妄想者，可引用「上主就是弱勢者的照顧者」相關經文。

被卑視妄想者容易低潮，更容易信心不足。在低潮的時候想要重獲信心，是一件非常不容易的事，但可以想想：一個人的信心結合十人，可以造成意想不到的巨大力量。所以越早恢復自信、與他人一起提升正面能量越好。一九八九年十一月九日柏林圍牆倒塌事件是人類歷史上的大事記，而這大事記之所以能發生，恰好為上面這段話做了最佳註解：

萊比錫尼古拉教會自一九八六年開始，有三位青年每週定期在該教會查經。有一天他們研讀〈以賽亞書〉（依撒意亞）9章2節「生活在黑暗中的人，已經看見大光；以往住在死蔭之地的人現在有光照耀他們」的經文時，認為可點蠟燭來象徵，讓活在東德黑暗中的人看見光。於是他們發起燭光祈禱會，並決定以一個月時間，每天出去發三支蠟燭傳遞此信息。

這個讀經運動後來傳到東德各城市，也傳到東柏林。一九八九年十一月九日，有數十萬人在東柏林，手持點燃的蠟燭上街，邊走邊唱詩歌，走向布蘭登堡東西邊界大門，此時西柏林那邊的人也呼應湧上來。東西柏林圍牆就在當天晚上倒塌了。

從小小的查經班幾位青年想把上帝話語的亮光傳出去，以改變他們的國家，誰能想到竟然使巨無霸的蘇聯★崩盤了。當時的蘇聯，就像聖經故事中的巨人歌利亞（哥肋雅）一般站在那些查經班青年面前。憑著聖經中上帝的話語會改變世界的信心，他們完成了不可能的任務，應證〈約書亞記〉1章7至8節所說的「你將無往不利」、「你就會成功，事事順利」，而這事件的過程也被稱為蠟燭革命。

★總的來說，前蘇聯和東德之間的關係是在冷戰格局下形成的，並在冷戰結束後進行了重大的變革和調整。東德的倒台和德國統一標誌著東歐社會主義體制的崩潰，也加速了蘇聯的解體。

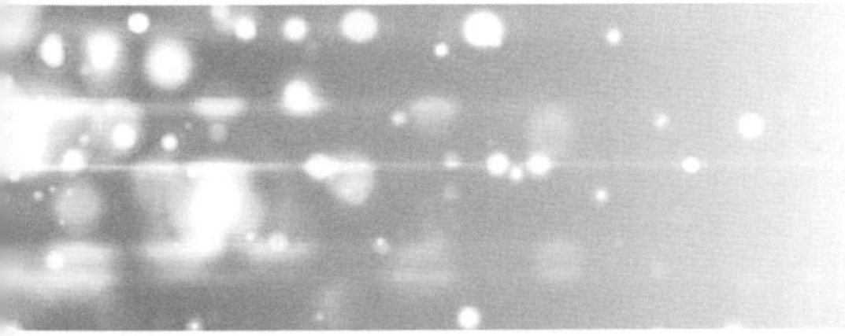

第九章

只想要睡個好覺——失眠症

不少失眠的人抱怨整晚迷迷糊糊做夢，都沒睡。

其實只有經過熟睡時段，才會淺睡做夢。

臨床上抱怨失眠的人，不見得都是真正失眠的人。

方先生是科技公司高階主管，也是上市公司獨立董事，做事要求完美，重視別人對他的印象。他每天打扮整整齊齊、精神飽滿與人見面。過去十多年事業有成，最近卻逐漸覺得有點力不從心。有時因煩躁而夜裡睡不著，第二天就覺得精神不佳，他擔心這種情況演變下去會影響事業前途。

於是，每逢第二天有重要事情或會議，他就擔心睡不好而影響次日精神，因此服用安眠藥，以確保有充足睡眠。逐漸地，他需要服藥睡眠的次數增加，後來幾乎每天都要服用安眠藥。雖然嘗試著不服藥，但都因無法入眠而不得不再服藥。他開始害怕自己會一輩子靠藥物睡覺。

與醫師面談時，他除了訴說失眠的痛苦外，也覺得自己不再能像以前那樣做清晰的思考及判斷，擔心自己會崩潰。他一再請教醫師他所服的藥量是不是太重，會不會是腦子裡長了什麼東西，不然怎麼會老是腦子昏昏沉沉，記憶力也變差。他白天的心思都在擔心晚上會睡不好，一到天黑就顯得更緊張不安。

他抱怨很難入睡，就是睡了，也是睡得很淺，而且不斷做夢，周圍有什麼動靜他都清楚。

何謂失眠症

失眠症是臨床醫療中最常碰到的睡醒障礙症★。淺睡的時段，常常會出現做夢而留下記憶的狀況。不少失眠的人抱怨整晚迷迷糊糊做夢，都沒睡。其實只有經過熟睡時段，才會進入淺睡做夢時段。只是因熟睡時段不留下記憶，才會誤以為都沒睡。睡得好不好是個人主觀感受，別人不能替你做評斷。

病人主訴不滿意睡眠的質或量，伴隨有以下一個（或多個）症狀：

- 困難入睡（這可能顯現在兒童身上，若照顧者沒有在旁協助，就無法入睡）。
- 持續睡眠困難，頻繁的醒來或醒來後再難以進入睡眠等特點（這也可能顯現

★睡醒障礙症包括：失眠症（insomnia disorder）、嗜睡症（hypersomnolence disorder）、猝睡症（narcolepsy）、與呼吸相關的睡眠障礙症（breathing-related sleep disorders）、日夜節律睡醒障礙症（circadian rhythm sleep-wake disorders）、類睡症（parasomnias），其中最常見的是失眠症。

在兒童身上，若沒有照顧者的協助，就睡不著）。

- 清晨很早醒來，無法再睡覺。
- 顯著的苦惱（distress），或在社交、職業、教育、學業、行為或其他重要領域的功能減損。
- 每星期至少有三個晚上困難睡眠。
- 困難睡眠的情形至少持續三個月。
- 儘管有足夠的機會睡眠，還是出現困難睡眠。
- 失眠無法以另一個睡醒障礙症做更好的解釋，也不發生於另一個睡醒障礙症的病程中（例如：猝睡病、與呼吸有關的睡眠障礙症、晝夜節律障礙症、類睡症）。
- 失眠不是因為使用物質所產生的生理效應（例如：某種藥物濫用）。
- 共存的精神障礙症和身體病況，無法適當的解釋失眠。

臨床上抱怨失眠的人，不見得都是真正失眠的人。有些每天起床後就向醫護人員訴說整夜沒睡的病患，其實睡眠腦波及旁人的觀察都發現其睡眠很正常。真正失眠的人，其可能情況包括入睡困難、中間常常醒來，以及清晨醒來就無法再入眠等幾種情形。

焦慮不安或憂鬱的人都可能發生入睡困難的失眠問題，而清晨醒來就無法再入眠的情形則較常發生在憂鬱症病患身上。安眠藥對幫助入睡雖有療效，但若長期服用，反而會改變睡眠品質，變得更多夢及睡得不舒服。安眠藥只有必要時斷續偶爾服用會非常有效，但長期服用就效果不佳。

不去煩惱失眠，而是給予積極正面意義

除了安眠藥，建立好的睡眠衛生觀念是行為治療的第一步。盡可能保持規律作息，每天睡覺或起床時間差異不要超過一個小時。每天下午或傍晚做點有氧運動，做運動時間最好不要在睡前三小時內。對含咖啡因之飲料要節制，有失眠者應避免晚上喝此類飲料。睡前可吃點奶品、香蕉、巧克力、麥芽乳飲品等色胺酸

（tryptophan）含量較高的點心，促進睡意。

此外，臥室保持涼爽，不做工作室或看電視的場所，若要留燈光，宜較暗。最好睡前半小時就把其他事放下，準備睡覺。若臥床三十分鐘仍無法入睡，就起床離開臥室，直到有睡意再回臥室。另外一項重要觀念是：不論晚上睡得多差，第二天要按時起床，不要想躺床補足睡眠，更不要在白天找時間補睡覺。

〈詩篇〉121篇這麼說：「我舉目觀望群山；我的幫助從哪裡來？我的幫助從上主來……你的保護者不會打盹，看哪，以色列的保護者，祂既不打盹，也不睡覺。上主要保護你，祂在你身邊庇護你。白天，太陽不傷你；黑夜，月亮也不害你。上主要救你脫離各樣災難，祂要保守你的生命。」當你無法進入夢鄉，心裡著急要怎樣才能睡著，此時你的心思可能只在為自己擔心。也許你可試著如上面經文所說的「以色列的保護者，祂既不打盹，也不睡覺」，你也學習上帝全神貫注守夜，把心思轉向為某人、某事，向上帝禱告。

要學習這個功課，確實不容易，但只要肯學習，在心境上你會逐漸由抱怨訴苦轉向平靜及感謝。因為這樣做，你睡不著的意義由負面的個人痛苦轉變成正面積極的與上帝同工。如此一來，能睡著時感謝上帝，睡不著時你就與上帝一起守夜。睡不著所帶來的，不再是「失眠」的折磨，而是與上帝同工的喜悅。基督徒要學習對生活上所遭遇的各種事情，給予積極的正面意義。這樣才能萬事互相效力，使愛主的人得益處。

慢性失眠

蔡小姐是自由接案的文字工作者，在家工作，自由自在。平時有案就接，沒有案子她就出國玩。但是近幾次她卻發現在異地旅館難以入眠，這是過去不曾發生過的。我試著了解她過去的生活作息，她表示，閒的時候週休七日，忙的時候兩天睡不到七小時。而且，有些案子客戶急著要，她就必須熬夜，攝取大量咖啡因、牛磺酸。有時明明很累，上床後卻睡不著，翻來覆去，難以成眠。大腦有點像水燒開之後把火熄掉的爐子，表面還在冒泡沸騰。

她的例子在門診不算罕見，生活壓力忽然加大，後來雖然壓力事件已不復存在，卻對睡眠產生條件化警醒（conditioned arousal）。一想到失眠就害怕，而睡眠是與臥室、床、天黑有連帶關係，所以有些人一想到天黑、臥室或臥室的床就緊張起來，無法在自己的臥室睡覺。有些有此問題的人在客廳看電視會睡著，一回到臥室就不能睡。此類病人可能開始時是曾有過生活上的壓力，才會發生失眠。經過幾次失眠後，到了天黑就開始害怕夜裡睡不著。越是怕睡不著，精神就越緊繃。

針對蔡小姐此種失眠，不可單靠安眠藥，而比較適合行為治療（behavioral treatments）與藥物治療合併，而且應該更注重行為治療。行為治療包括注意睡眠衛生（sleep hygiene）、生理迴饋（biofeedback）、放鬆治療（progressive relaxation）、睡眠限制（sleep restriction）等。

蔡小姐不是領固定月薪的上班族，所以會給自己定目標：一個月要接多少案子、達到多少收入才行。但如此一來，常常不知不覺造成自己很大壓力。〈路加福音〉21章2至3節說：「他又看見一個窮寡婦投了兩個小銅板。」於是耶穌說：「我實在告訴你們，這個窮寡婦所奉獻的比其他的人都多。」

蔡小姐對自己要求過高，不滿意也不能接受自己接的案子太少。而上述的經文中耶穌告訴門徒，那窮寡婦不以只有兩個小銅板為恥，誠心地奉獻出來，那就是最美、最大的奉獻。或許蔡小姐可以試著學習如何接受擁有的一切，滿足現況，減輕自我壓力。

失眠症的鑑別診斷

病人長期抱怨失眠時，應考慮的原因至少包括內科疾病、內服藥、精神疾病、睡醒節律障礙、藥物濫用、中樞性呼吸中斷症（central sleep apnea）等。說明如下：

● **內科疾病引起失眠：**慢性疼痛關節炎、消化性潰瘍、慢性頭痛等都會使病人從睡眠中痛醒。慢性呼吸系統疾病、心律不整、頻尿等均可干擾睡眠。若失眠的原因是急性內科疾病引起，除非有特殊禁忌，可用短效安眠藥視需要給藥。肺功能差的病人，選用如zolpidem之安眠藥比用benzodiazepines類安全，因為較不會抑制呼吸。

- **醫療藥物引起的失眠：**中樞神經刺激藥（central stimulants）會引起失眠是眾所周知的事。另外β阻斷藥（β-blockers），具刺激作用的抗鬱藥（stimulating antidepressants）如SSRIs、MAOIs及一部分TCAs都可能引起失眠。其他治療氣喘的氣管擴張藥、利尿劑、避孕藥、甲狀腺荷爾蒙等也可能引起失眠。
- **精神疾病：**精神疾病中以鬱症及泛焦慮症最常出現失眠症狀。其他疾病如恐慌症、躁症、思覺失調症、創傷後障礙症、厭食症等也可能出現睡眠障礙。

當失眠經驗已經成為病人的壓力，經常擔心晚上會睡不著，此時應設法消除因害怕失眠而繃緊的情緒及生理狀態。病人可藉儀器輔助，學習放鬆，即所謂生理回饋治療。藉由肌肉主動用力，再逐步放鬆肌肉，使病人體會什麼是肌肉及精神緊張、什麼是放鬆。

對花太多時間賴床，卻沒有真的睡著的病人，應限制其躺床時數。老人有喜歡躺床的傾向，所以要特別提醒。做好上述各樣好的睡眠習慣，也努力學習放鬆後，若仍未能改善睡眠，則需輔以安眠藥。

不想再吃安眠藥

張先生因突然抽筋而由家人送到醫院急診，抵達急診處時，他仍處於意識模糊不清的狀況。根據家人說法，張先生由於工作壓力大，而且常常需要半夜起來處理國外客戶的緊急狀況，加上他的個性也是比較急又容易緊張，所以時常失眠而要靠安眠藥入睡，後來越吃效果越差，藥量就逐漸增加。最近幾個月每晚都要服二十幾粒，但仍然覺得睡不好，而白天則覺得頭腦不清。

送急診前二天，張先生自己覺得這樣吃藥下去不是辦法，張太太也鼓勵他不要靠藥，因此張先生下定決心，把藥戒除。當晚他就把藥全部停下來，但整夜無法入眠，並且顯得焦躁不安，第二天晚上他雖然已經很不舒服，但仍堅定決心不服藥。

他因睡不著而在屋內一直走動不停，過了半夜，張太太發現他雙手發抖，顯得很緊張害怕。他說沙發椅上有很多蜘蛛及蟑螂，並拿起拖鞋用力拍打。張太太覺得事態不對，設法安慰他，但都無效，到天快亮時，他突然抽筋而被送急診治療。

張先生突然停藥之後所經歷的過程，在醫學上稱為戒斷症候群。抽筋只是苯二酚類安眠藥★戒斷症候群的一種現象。苯二酚類安眠藥一般來講是非常安全有效的安眠藥，需要時偶爾服用，可有效幫助睡眠及改善焦慮緊張的情緒。在醫師指示下服用此類藥，大多數的人不會有成癮危險。但在一般治療劑量下連續服用一至二星期後，若突然停藥，仍會有失眠及焦躁的現象。

有些人誤以為這是成癮現象。其實真正成癮的人，不只是長期服藥而已，其所需藥量也會每隔一段時間就要增加一些才能達到效果，因此藥量會越來越高，不會一直保持在一般治療劑量範圍。突然停藥時，也不只是出現失眠及焦慮而已，還會手抖及發汗，意識混亂，甚至經歷幻覺、妄想、抽筋等。

認識安眠藥

失眠症的藥物治療是臨床醫師最常處理的問題之一，短暫失眠較多是因生活上遭遇重大事件或壓力，如失業、生病、離婚、喪失親人等引起，必要時可藉一至二星期服用安眠藥渡過。慢性失眠的治療就需先鑑別診斷，然後依情況給藥。

理想的安眠藥是既可快速誘發睡眠，又能在睡醒時覺得清爽，沒有安眠藥的殘留作用。此外尚需具有不容易產生耐藥性（tolerance）及依賴（dependence）、不會抑制生命中樞、不會有活性代謝物（active metabolites）等性質。到目前為止，尚未研發出這麼理想的藥。

目前臨床上常用的安眠藥，以benzodiazepines、zopiclone及zolpidem等為主。抗組織胺、抗鬱藥及抗精神病藥中鎮靜作用較強的藥，雖然有時也被用來改善失眠，但只宜用於特殊狀況，不適合當成一般安眠藥使用。巴比妥鹽類雖然曾是重

★苯二酚類藥在醫療上大約可分成二種，其中一種既可用來治療焦慮緊張，也可用做安眠藥；另一種則只做安眠藥用，而不適於治療焦慮緊張。不論是哪一種，若連續服藥超過一至二星期，就不可突然停藥，若要停藥，要採取逐漸減量的方式，才不會出現如張先生的不舒服現象。長期服藥，若出現每隔一段時間就要增加藥量才能達到療效時，就得小心成癮的危險。此時最好請精神科醫師協助，以免成癮。喝酒後再服苯二酚類藥，可能增強藥及酒兩方面的效力，嚴重者甚至會抑制生命中樞。故應避免喝酒又吃安眠藥，以免發生危險。

要安眠藥，目前除了在醫院中偶爾使用外，原則上不宜開給病人帶回家當成安眠藥使用。

安眠藥的適應症

安眠藥用在三到七天的短期失眠治療，是很有幫助的藥。遭遇重大生活壓力事件、旅行至時差數小時的地區、工作輪調（如白班調夜班，或夜班調白班）等情況引起失眠時，安眠藥可有效幫助改善失眠。進行特殊身體檢查或簡單外科手術，需要病人睡著才好順利進行時，安眠藥也可發揮作用。

睡眠研究室所獲睡眠腦波記錄顯示：對失眠者而言，服用安眠藥一星期後，睡眠腦波會有改善。但繼續服安眠藥的話，睡眠腦波不但沒有改善，反而會有不良變化。因此原則上不鼓勵長期服安眠藥。

不過臨床上確實會看到一些病人無法減去安眠藥，必須長期服藥。病人主觀覺得雖然長期服藥，仍然對其睡眠有幫助。長期服安眠藥，對入睡方面確實有幫助，但對睡眠過程，或所謂睡眠結構則可能有負面影響。

猝睡症與嗜睡症

小劉是職場新鮮人，衝勁十足，活力滿滿，期許三年後存到人生第一桶金。某日和主管開會，卻發生一件非常尷尬的事——他睡著了。雖然主管很包容，同事也建議他到走廊做一下伸展操，然後洗把臉，但小劉還是覺得很不解：明明前一晚睡眠時間充足，品質也很好啊！

「這種狀況持續多久了？」我問。

「過去三個月內每週至少出現三次。」小劉顯然很在意，開會開到一半睡著，職場上是絕對扣分的，「是因為前一晚的睡眠問題嗎？」

我說：「這種嗜睡現象和前一天晚上有無充分的睡眠並沒有絕對的關係。」

小劉眉頭皺得更緊，低頭沉思許久，忽然問：「醫生，比開會睡著更嚴重的事是什麼？」

「是什麼？」

「開車睡著！我開車會打瞌睡，趕緊把車停路邊。好險！」

像小劉這樣的狀況，立即尋求專業醫療協助是正確而且必須的。他白天清醒的時候，腦部和身體突然出現睡眠與做夢（或稱之為快速動眼期）相關的生理反應，而且於同一天內反覆出現無法抗拒睡眠需求的階段而陷入睡眠或小睡，夜間睡眠亦常出現無法持續的情況（sleep fragmentation）。他還告訴我，常常於該清醒時想睡，該集中注意力時感覺昏昏欲睡，甚至常常突然睡著（sleep attack）。

這是猝睡症，一種白天過度嗜睡的罕見神經疾病，患者白天容易打瞌睡，但一次打瞌睡的時間多半約十分鐘到二十分鐘就夠了。猝睡症的主要原因出在中樞神經對睡眠和清醒的控制出了問題，其作用機轉至今仍不能徹底了解。除了有過度的睡意（excessive sleepiness）以外，還常合併猝倒（cataplexy）、睡眠癱瘓症（sleep paralysis）以及將入睡之幻覺（hypnagogic hallucination）等症狀，通常不超過一個小時，然而在兩到三個小時之後又開始想睡覺。猝睡症的病人剛開始有睡意的時候還可以儘量保持清醒，但是終究會抵擋不住而睡著。

與猝睡症可以放在一起討論的是嗜睡症，一種過度的白天睡眠或睡眠發作，必須跟全身疲倦、無精打采或缺乏動力來區分，其區別的重點在於是否會在不適當的場合中睡著，且持續超過三個月的時間。

另一位患者自訴，儘管主要睡眠時間持續至少七小時，仍過度想睡（嗜睡），且每週至少發生三次超過九小時延長的（白天）睡眠發作。過度嗜睡在職場或其他重要場合引起臨床上顯著的痛苦或損傷，無法以另一類睡眠障礙來解釋，也無法歸因於物質（如濫用藥物）或一般醫學狀況的直接生理效應。

我相信很多上班族都會像小劉一樣為自己設定短期目標——存多少錢，但必須考量自己能力，不要負擔過重。〈馬太福音〉11章28至30節記載：「來吧，所有勞苦、背負重擔的人都到我這裡來！我要使你們得安息。你們要負起我的軛，跟我學，因為我的心柔和謙卑。這樣，你們就可以得到安息。」從世人的眼光看，耶穌在世上的日子所擔負的擔子奇重無比，但耶穌卻說祂的軛是容易的、祂的擔子是輕省的。只要負祂的軛，學祂的樣式，心裡必得享安寧。

耶穌的樣式就是完全順服及信靠天父。信靠及順服是基督徒的本分，以此為軛，擔子就變得輕省。因為有天父、家人、朋友、及同信的弟兄姐妹與我們同負一軛啊！

若非基督徒，想要讓擔子變得輕省，可以降低期望，延後達成日期。避免自我期許過高，身體若長期處在高壓、節奏過快的生活模式下，對內分泌、荷爾蒙、免疫力、自癒力都將產生負面影響，不可不注意。

老年失眠問題

王老先生由媳婦陪同看診。媳婦在超商工作，排大夜班，早上回家會睡到中午。王老先生試著按照媳婦的作息時間表，但是很難調整過來，反而造成失眠。

家中有高齡長輩需特別注意，因老人的睡醒節律會隨年齡增加而提前，一到傍晚就想睡覺，第二天也起得特別早，所以出現此困擾。另有一些人的睡醒節律延後，以致要到早上三點或四點才睡覺，然後睡到將近中午才醒來，此種節律延後的情形稱為「睡眠時相延遲」。

日夜節律睡醒障礙症主要是因為日夜節律系統改變，或內因性日夜節律和個人的生理環境、專業行程（例如旅遊時差）所造成的睡醒時間不協調，持續或反覆的睡眠中斷模式。此外，還會因為睡眠中斷，導致過度嗜睡或失眠，或兩者都有。其亞型分成五種，分別是睡眠時相延遲型、前移型、不規則睡醒型、非二十四小時睡醒型和輪班型。有睡眠時相延遲的人，要按照一般上下班或學校的作息時間表會有很大困難，也會引起失眠。若能自由訂自己的作息表就不會有失眠問題。

針對上述前兩種睡醒節律障礙，一般安眠藥物治療並非好辦法。目前採取強光曝照（bright-light exposure）與服褪黑激素★治療。有睡眠時段提前症候群的人，讓其在傍晚曝曬在強光下，可使其睡眠時段延後；而有睡眠時段延後症候群的人，可在清晨讓其曝曬在強光下，同時限制傍晚曝露在強光下，則可使其睡眠時間提早。

★褪黑激素（Melatonin）：人體每天接近天黑時，其松果體（pineal body）會製造及分泌褪黑激素。褪黑激素具調節睡醒及體溫等生物節律之功能。對更換工作時段、旅行時差、睡醒時段延後症候群（delayed sleep phase syndrome）及失明者之非二十四小時睡醒症候群等失眠症，可嘗試用褪黑激素治療。也有人認為老年人自然分泌褪黑激素量降低，故亦可試行以治療老年人之失眠。

另外有些人的睡醒節律並非二十四小時，特別在盲人身上會有此現象，稱為非二十四小時睡醒症候群（non-24-hour sleep-wake syndrome）。此種狀況無法用強光曝曬矯治，但可嘗試以褪黑激素治療。

除了上述情況外，一般的失眠是否能以褪黑激素治療，宜再慎思。因為褪黑激素的副作用雖然不顯著，但因市面上藥物含褪黑激素之量遠超過人體每天自然製造分泌的量，且市售製劑因尚未被醫政單位認定醫療用途，而以健康食品出現，故各產品的成分參差不齊。長期服用是否會有後遺症、有何後遺症，並不清楚，故現階段仍不適宜當一般安眠藥使用。

失眠會增加阿茲海默失智症的風險

之所以特別提到老年失眠問題，是因為近年來的研究發現，失眠會增加阿茲海默失智症的風險。美國哈佛大學醫師在二〇二一年五月的哈佛大學「哈佛健康部落格」（Harvard Health Blog）指出，好的睡眠不但有益於增強記憶，還能降低阿茲海默症及死亡風險。

而根據二〇一九年一月二十四日發表於《科學》（*Science*）期刊的一項研究顯示，短暫睡眠剝奪的人，腦脊髓液中與阿茲海默症致病相關的濤蛋白（Tau）和β類澱粉蛋白（β-amyloid）含量都明顯上升。哈佛大學醫學院針對兩千八百名年滿六十五歲以上者所做五年追蹤，發現每天睡眠少於五小時者，其罹患阿茲海默症及死亡風險是每天睡六至八小時者的兩倍。

另一項在歐盟國家所做針對五十、六十、七十歲等不同年齡層，約八千名參與者的追蹤研究，每天睡眠持續少於六小時者，比起睡七小時者增加百分之三十的罹患阿茲海默症風險（被確診阿茲海默症的平均年齡為七十七歲）。

歐洲這項研究的重要啟示是中年就要注重睡眠品質，否則二十五年後罹患阿茲海默症的風險會大大提高。睡眠（尤其是「熟睡」階段）是大腦清除廢物的關鍵時間，在睡眠當中，腦細胞會暫時性地萎縮，好讓腦細胞之間的空隙增大，以便將類澱粉及對大腦有害的廢棄物一併沖刷帶走。若睡眠時間不足，沖刷效果就變差，類澱粉和有毒物質會累積，使大腦受損，終至演變成失智症。

一項加拿大多倫多和美國芝加哥科學家針對阿茲海默高危險群的合作研究指出，好的睡眠不但降低臨床上出現阿茲海默症，其腦部檢查發現阿茲海默症神經纖維纏結（neurofibrillary tangles）的沉積也會降低。這對阿茲海默高危險群是大好消息。

其實，只要保持作息正常，一週運動三次，每次一小時；保持均衡營養，適時放鬆自我，參與休閒活動，很多初期輕微睡眠障礙都可以改善。如果真睡不著，也不用強迫自己一定要立刻睡著，越心急可能只會越睡不著。

〈馬太福音〉8章23至25節記載：耶穌上了船，他的門徒跟他一起去。突然，一陣暴風襲擊湖面，浪濤掩蓋了船，耶穌卻睡著了。門徒到他跟前，喊醒他說：「主啊，救救我們，我們快沒命啦！」耶穌的一生充滿許多苦難，從出生開始就由父母抱著逃命，躲避希律王的屠殺；他為了自己的同胞，特別是弱勢者付出那麼多，卻換來斥責及恥笑；親自帶領三年的門徒離棄他；最後還被自己的同胞勾結羅馬強權釘死在十字架上。這一幕幕的苦難就像暴風襲擊湖面，浪濤掩蓋了船。

不論是基督徒、非基督徒，甚至是無神論者，人生都會突然遭遇苦難、面對苦難，我們可沒有耶穌那種功力，在那種絕境下仍然能「睡著了」。但基督徒最少可到主跟前說：「主啊，救命。」

當你無法入睡時，不要煩躁害怕，你就起來靜坐，盡可能摒除任何意念，等到你覺得心裡比較平靜時，你可找出一句簡短想告訴上帝的話，就用那句話重複向上帝講話。若能這樣禱告到天亮也無妨，因為在匆忙的生活中，能徹夜禱告也是上帝的一種恩惠。如果存著這樣的心持續練習，終必能達到〈詩篇〉4篇8節所說「我一躺下來，安然進入夢鄉；上主啊，只有祢能保守我安全」的境界。

國家圖書館出版品預行編目資料

接住受苦的心：台大精神科林信男醫師的靈性診療筆記 / 林信男口述 ; 王竹語撰述. -- 初版. -- 臺北市 : 啟示出版 : 英屬蓋曼群島商家庭傳媒股份有限公司城邦分公司發行, 2024.05
面 ; 公分. -- (智慧書系列 ; 30)

ISBN 978-626-7257-35-7 (平裝)

1.CST: 精神疾病 2.CST: 心理治療 3.CST: 通俗作品

415.98 113005190

線上版讀者回函卡

智慧書系列30

接住受苦的心：台大精神科林信男醫師的靈性診療筆記

作　　者／林信男口述、王竹語撰述
企畫選書人／周品淳
總 編 輯／彭之琬
責任編輯／周品淳

版　　權／吳亭儀、江欣瑜
行銷業務／周佑潔、周佳葳、賴正祐、吳藝佳
總 經 理／彭之琬
事業群總經理／黃淑貞
發 行 人／何飛鵬
法律顧問／元禾法律事務所王子文律師
出　　版／啟示出版
台北市南港區昆陽街 16 號 4 樓
電話：(02) 25007008　傳真：(02)25007579
E-mail:bwp.service@cite.com.tw
發　　行／英屬蓋曼群島商家庭傳媒股份有限公司城邦分公司
台北市南港區昆陽街 16 號 8 樓
書虫客服服務專線：02-25007718；25007719
服務時間：週一至週五上午09:30-12:00；下午13:30-17:00
24小時傳真專線：02-25001990；25001991
劃撥帳號：19863813；戶名：書虫股份有限公司
讀者服務信箱：service@readingclub.com.tw
城邦讀書花園：www.cite.com.tw
香港發行所／城邦（香港）出版集團有限公司
香港九龍土瓜灣土瓜灣道86號順聯工業大廈6樓A室
電話：(852)25086231　傳真：(852)25789337　E-MAIL：hkcite@biznetvigator.com
馬新發行所／城邦（馬新）出版集團【Cite (M) Sdn Bhd】
41, Jalan Radin Anum, Bandar Baru Sri Petaling, 57000 Kuala Lumpur, Malaysia.
電話：(603) 90578822　傳真：(603) 90576622
Email: cite@cite.com.my

封面設計／徐璽設計工作室
排　　版／芯澤有限公司
印　　刷／韋懋印刷事業有限公司

■2024 年 5 月 14 日初版
■2024 年 6 月 25 日初版2.5刷

Printed in Taiwan

定價400元

城邦讀書花園
www.cite.com.tw

著作權所有，翻印必究 ISBN 978-626-7257-35-7